海外館藏中醫古籍珍善本輯存（第一編）

第二十九册

劉金柱　羅　彬　主編

格致餘論疏鈔（二）

薛氏醫按（一）

廣陵書社

醫案醫話類

格致餘論疏鈔（二）

卷四—八

〔日〕廣田玄伯 編集

格致餘論疏鈔卷之四

豆瘡陳氏方論

豆瘡 痘疹心印曰余考痘之為症上古軒岐秦越人淳于意公乘皆未之論列也自漢建武中謂之虜瘡醫者以蜜煎升麻數數拭之然則痘蓋肇于東漢也又曰或曰聖瘡言其變化無測也或曰天瘡言為天行疫癘也或曰百歲瘡言自少至老必作一番也或曰疏豆瘡言其形相似也○保赤全書原痘第一曰易曰天地絪縕萬物化醇男女構精萬物化生夫男女交構無欲不行無火不動次恣情肆慾而火毒遺於精血之間藏火流行

伏蔵而動故毒乗時而發若痘有稀稠由毒有淺深而吉凶生死亦于此乎判焉此爲不易之論也或謂小兒初生之時口含胎血咽下至於腎經以致此証謬矣謬矣○入門云大古無痘疹周末秦初乃有之初生用生地黄自然汁服三蜆壳許利下惡汚亦可稀痘○又曰每遇冬月温煖恐春發痘宜預服三豆飲黒豆赤豆菉豆各等分甘草減半水煮熟任意飲之凡天行痘瘡鄉鄰盛發宜先服七日痘永不出

陳氏

入門云陳文仲字文秀宋宿州人爲安和郎判太醫局兼翰林良醫明大小方脉於小兒痘疹尤精其妙淳祐中與保安翁醫正鄭惠卿同編幼幼新書又著小兒病源方論一卷小兒痘疹方論

卷下

讀前人之書當知其立言之意苟讀其書而不知其意求適於用不可得也豆瘡之論錢氏為詳歷舉源流經絡明分表裏虛實開陳其施治之法而又證以論辨之言深得著書垂教之體

立言　左傳襄公二十四年傳太上有立德黃帝堯舜其次有立功禹稷其次有立言史佚周任臧文仲雖久不廢云云

錢氏　入門云錢乙字仲陽宋之錢塘人父顥善針醫然嗜酒一日匿

姓名游東海不歸公時三歲隨母嫁醫呂氏稍長從呂君問醫母將沒告以家世公衋泣請往迹父三十餘年往返六次迎父以歸後自患周痺杜門閲書史非獨醫可稱也得仲景之閫奥建爲五藏之方各隨其所宜謂肝有相火則有瀉而無補腎爲真水則有補而無瀉皆啓内經之秘厥後張元素劉守真張從政盡皆取法今人但知其爲嬰兒醫也着傷寒指微論五卷嬰兒百篇

源流經絡

源流與源委同禮記學記云三王之祭川也皆先河而後海或源也或委也此之謂務本註云源泉之所出也委流所聚也大全云水之來處曰源水之聚處曰委（一）保赤全書云夫臟腑之於陰陽各有所主故三陰

三陽隨經見證者皆當辨識而治如太陽經所主者小腸膀胱也其證則身熱小便赤澀如小陽經所主者膽與三焦也其證則乍寒乍熱咽喉腫痛如陽明所主者胃與太腸也其證則身熱目赤大便秘結如太陰經所主者脾與肺也其證則四肢厥冷大小便自利如少陰經所主者心與腎也其證則口乾舌胎唇燥黑諳如厥陰所主者肝與包絡也其證則舌卷卵縮肆發厥逆

表裏虛實

又云如惡寒惡風寒熱往來面青目白怠惰嗜臥手足冷身體靜精神恬弱瘻不起發身有寒慘慘振之狀者爲表虛也如瘡色縱實肌肉疼痛舌上有胎面赤唇紅毛焦膚燥手足俱熱者爲表實也如飲食少進大便泄

瀉小便清白神思昏倦口鼻氣冷痘不起發者此裏虛也如飲食大便如常精神爽快瘡色和順發起者此裏實也

學者讀而用之如求方圓於規矩較平直於準繩引而伸之觸類而長之可爲無窮之應用也今人不知致病之因不求立方之意倉卒之際據證檢方漫爾一試設有不應并其害而發之不思之甚也

規矩準繩 孟子離婁上云聖人既竭目力焉繼之以規矩準繩以爲方圓平直以爲平繩所以爲直也○規所以爲圓之器也矩所以爲方之器也準所以爲平繩所以爲直也 引而伸之 易繫辭上云引而伸之觸類而長之天下之能事畢矣

無窮之應用 莊子齊物論得其環中以應無窮 倉卒 文選卷之四十一殆難倉卒註倉卒急速也○十九史漢光武紀註云倉卒急遽貌 漫爾 爾語辭

并其書 莊子天運篇希逸註并背屏言背屏去之也

近因局方之教久行素問之學不講抱疾談醫

者類皆喜溫而惡寒喜補而惡解利忽得陳氏方論皆燥熱補劑其辭確其文簡懽然用之翕然信之遂以爲錢氏不及陳氏遠矣或曰子以陳氏方爲不足歟曰陳氏方誠一偏論雖然亦可謂善求病情者其意大率歸重於太陰一經蓋以手太陰屬肺主皮毛也足太陰屬脾主肌肉肺金惡寒而易於感脾胃土惡濕而無物不

受觀其用丁香官桂所以治肺之寒也用附朮半夏所以治脾之濕也使其肺果有寒脾果有濕而兼有痰也量而與之中病則止何傷之有

懽然喜悅皃翕然見前于錢氏不及陳氏遠矣雅著

五藤巳曰考之錢陳二先生雖俱名家然就而折衷之則陳氏較優蓋錢氏之用藥偏于清涼陳之治法溫涼並行○保赤全書諸醫所云古之治痘者陳文仲乃用木香散異功散峻熱之藥丹溪發揮其誤然亦有用之而獲捷效者劉河間張子和則專用黃連解毒

湯白虎湯升麻葛根湯等寒涼之劑此豈古人之用藥迥別有如斯哉各因所値之時所犯之証而爲之處方耳後之宗陳氏者多用熱藥宗劉張者多用涼藥此刻舟求劍之道也君子誠能臆度寒暄推詳脈候而視疾爲之轉移焉則攻補適宜宗陳氏可也宗劉張可也焉有執一之病哉○莊子則陽篇云譬猶狗馬其不及遠矣註云不及不相若也

主皮毛主肌肉 素問痿論曰肺主身之皮毛脾主身之肌肉

惡寒

惡濕 宣明五氣篇類註肺屬金而主皮毛金寒則病故惡寒○脾屬土其應濕濕勝則傷肌肉故惡濕

今也不然徒見其瘡之出遲者身熱者泄瀉者驚悸者氣急者渴思飲者不問寒熱虛實率投木香散異功散間有偶中隨手獲效設或惧投禍不旋踵

今也　孟子梁惠王上云今也制民之產〇助語辭云或說古事或說前事或說道云云

木香散　木香　大腹皮　人參　桂心

青皮　赤茯　前胡　柯子　半夏

丁香　甘草

異功散　木香　當歸　桂心　白朮

陳皮　厚朴　人參　肉果　半夏

附子　茯苓　丁香

偶中　海泂集云雖或者行桂枝麻黄於春夏而效乃是因其辛甘發散之力偶中於萬一斷不可規為常道而守之云云　凡用藥治病其既效之後須要明其當然與遇然能明其當然與遇然則精微之地安有不至者乎惟其視偶然為當然所以循非踵弊莫之

能悟而病者不幸也旋踵史記司馬相如傳義不及顧計不旋踵

何者古人用藥製方有向導有監制有反佐有因用若錢氏方固未嘗廢細辛丁香白朮參芪等率有監制輔佐之藥不專務於溫補耳然其用涼寒者多之而於輔助一法畧閲端緒未曾深及癡人之前不可說夢錢氏之慮至矣亦將以俟達者擴充推廣而用

用藥製方

湯液本草製方之法云夫藥有寒熱溫涼之性酸苦辛鹹甘淡之味各有所能不可不通也藥之氣味不比同時之物味皆鹹其氣皆寒之類是也凡同氣之物必有諸味同味之物必有諸氣互相氣味各有厚薄性用不等製其方者必且明其爲用經曰味爲陰味厚爲純陰味薄爲陰中之陽氣爲陽氣厚爲純陽氣薄爲陽中之陰然味厚則泄薄則通氣薄則發泄厚則發熱又曰辛甘發散爲陽酸苦湧泄爲陰鹹味湧泄爲陰淡味滲泄爲陽凡此之味各有所能然辛能散結潤燥苦能燥濕堅軟鹹能軟堅酸能收緩收散甘能緩急淡能利竅故經曰肝苦急急食甘以緩之心苦緩急食酸以收之

脾苦濕急食苦以燥之肺苦氣上逆急食苦以泄之腎苦燥急食辛以潤之開腠理致津液通氣也肝欲散急食辛以散之心欲軟急食鹹以軟之脾欲緩急食甘以緩之肺欲收急食酸以收之腎欲堅急食苦以堅之凡此者是明其氣味之用也若用其味必明其氣之可否用其氣必明其味之所宜識其病之標本臟腑寒熱虛實微甚緩急而用其藥之氣味隨其證而製其方也

向導

施氏七書講義第六篇

子曰不知山林險阻沮澤之形者不能行軍不用鄉導者不得地利註云鄉導者用彼之鄉人以導軍也不用導軍則不知水草所宜軍舍所便故不得地利云云○湯液本草卷之二有諸經之向導○

又曰如氣刺痛用枳殼看何部分以引經藥導使之行則可○瀕湖集云或者又謂八味丸以附子爲少陰之向導○局方發揮云蓋以熱藥治寒病苟無寒藥爲之嚮導佐使則病拒藥而扞格不入謂之遠熱者行之以寒也

監制

醫傳秘要方傷寒麻黃湯之方後云其有平素有痰火間或咯血者減桂枝一半用紫蘇一錢代之加黃芩七分以監制之○湯液本草云大黃須煨恐寒則損胃氣至於川烏附子須炮以制毒

反佐

至真要大論云偶之不去則反佐以取之所謂寒熱溫涼反從其病也 類註云反佐者謂藥同於病而順其性也如以熱治寒而寒拒熱則反佐以寒而入之以寒治熱而熱格寒則反

佐以熱而入之又如寒藥熱用借熱以行寒熱藥寒用借寒以行熱是皆反佐變通之妙用蓋欲因其勢而利導之耳

因用

至真要大論云反治何謂岐伯曰熱因寒用寒因熱用云云　註證云反治之法其妙何如熱以治寒而佐以寒藥乃熱因寒用也寒以治熱而佐以熱藥乃寒因熱用也　細註五常政大論云治熱以寒溫而行之治寒以熱涼而行之亦熱因寒用寒因熱用之義

輔佐

輔相之意但彼以服藥言而此以用藥言耳也夫輔相者所以輔佐君王而平治於天下者也輔佐之藥亦然蓋言於寒熱溫涼之中或反佐或因用以輔佐君藥而平治於病身之義也

癡人之前不可說

夢陳眉公秘笈云癡人前不可說夢達人前不言命宋人就月錄以爲淵明語不知何據○莊子應帝王篇註云皆是寓言不可泥著泥著則爲癡人前說夢矣擴克孟子公孫丑上云凡有四端於我者知皆擴而克之矣若火之始然泉之始達集註云擴推廣之意充滿也

雖然溫者用溫藥痒塌者用補藥自陳氏發之迴出前輩然其多用桂附丁香等燥熱恐未爲適中也何者桂附丁香輩當有寒而虛固是的

當虛而未必寒者，其爲害當何如耶？陳氏立方之時，必有挾寒而豆瘡者，其用燥熱補之，固其宜也。今未挾寒而用一偏之方，寧不過於熱乎？

雖然（助語辭云，兼上文意，同是如此，又別發一段議論。）渴者用溫藥，陳氏痘疹方云：如腹脹渴者，或瀉渴者，或足指冷渴者，或驚悸渴者，或身溫渴者，或身熱面㿠白色渴者，或寒戰渴不止者，或氣急咬牙渴者，或飲水轉渴不已者，已上九症，即非熱，乃脾胃肌肉虛，津液衰少故也。宜服十一味木香散治之，如不愈者，更加丁香、官桂多

煎服丁香攻裏官桂發表其表裏
俱實則而瘡不發痒塌喘渴必矣

適中 靈樞師傳篇云寒溫中適云云類註云適當也

的當 五車韻瑞陽韻都郎切說文同相値也云云

陳氏立方之時 徐氏筆精卷之八云予謂古方療病今人多不驗痘瘡五年一發戊時年宜用涼用溫未可執而治予幼年見閩中治痘什九用參耆近年用補者死多用涼劑云云

予嘗會諸家之粹求其意而用之實未敢擅其成方也試舉一二以證之從予十六七歲時患痘

瘡發熱微渴自利一小方脉視之用木香散每
貼又增丁香十粒予切疑焉觀其出遲固因自
利而氣弱察其所下皆臭滯陳積因腸胃熱蒸
而下也恐非有寒而虛遂急止之已投一貼矣
繼以黃連解毒湯加白术與十貼以解丁香之
熱利止瘡亦出其後肌常有微熱而手足生癰
癤與涼劑調補踰月而安

粹 易乾卦本義云粹者不雜於邪惡蓋剛健中正之至極云云

從子 翰墨全書云姪或曰從子○事文類聚后集七云姪兄弟之子猶子也

小方脉 素問移精變氣論註證細註云鄭濟泉吾學編述我朝制云凡醫術十三科曰大方脉曰小方脉曰婦人曰瘡瘍曰鍼灸曰眼曰口齒曰接骨曰傷寒曰咽喉曰金鏃曰按摩曰祝由

繼 類按作乃

黃連解毒湯 方考瘟門黃連解毒湯下云裏熱壅盛者此方主之無熱固不化毒熱壅則毒亦不化故用黃連瀉心火黃芩瀉肺肝之火黃栢瀉腎火梔子瀉上下之火無他證而惟熱壅故用藥亦精專焉

生癰瘍 古今醫統九十二三云

痘後發癰瘡者乃痘毒之氣留於經絡未盡去故壅於肢節間而發者也亦有既平之後失於解利而生〇保赤全書云痘毒發於肌膚而榮衛不能運行是以鬱熱不散輕則結爲瘡癤重則頭項胸背手足肢節之間赤腫而成癰者方未成膿宜解肌發表令其自散及其成膿則宜涼血解毒托裡使其自愈也

又一男子年十六七歳發熱而昏目無視耳無聞兩手脉皆豁大而略數知其爲勞傷矣時里中多發豆者雖不知人與藥則飲與粥則食遂

斂參芪當歸白朮陳皮大料膿煎與之飲至三十餘貼豆初出又二十餘貼則成濃泡身無全膚或曰病勢可畏何不用陳氏全方治之余曰此但虛耳無寒也只守前方又數十餘貼而安

目無視耳無聞 孟子滕文公下云匡章曰陳仲子豈不誠廉士哉居於陵三日不食耳無聞目無視也

豁大 豁浮虛之義〇素問五藏生成篇類註云大者豁大陽強陰弱

成濃泡 保赤全書云膿者血之變也有血則有膿無血則無膿矣

痘至于胃臟大勢已成故此時必以胃臟爲主有胃臟則生無胃臟則死必然之理也痘至七日若須胃不能胃臟者必由先失調治故也急青根寒血聚無甚雜證則大補氣血必倚藥滿足方止如斯猶可回生若頂山谷陷灰白則氣血俱離無能爲矣

無全膚云窽鑿混沌無全膚

病勢醫綱作病勞

後詢其病因謂先四五日恐有出豆之病遂極力樵採連日出汗甚多若用陳氏全方寧無後悔至正甲申春陽氣早動正月間邑閭豆瘡不

越一家卒被陳氏方童幼死者百餘人雖由天數吾恐人事亦或未之盡也

樵採左傳桓十二年傳云請無扞采樵者以誘之註云扞衛也樵薪也至正甲申元順皇帝至正四年天數人事素問上古天眞論云帝曰人年老而無子者材力盡邪將天數然也　類註云天數天賦之限數也　氣交變大論云通於人氣之變化者人事也　類註云　通於人氣之變化者爲人事如表裏血氣安危病治之類是也

癘風論

素問痺論云寒氣勝者爲痛痺類註云陰寒之氣客於肌肉筋骨之間則凝結不散陽氣不行故痛不可當即痛風也○證治準繩云寒氣勝者爲痛痺寒痺者疼痛苦楚世稱爲痛風及白虎飛尸之類是也○醫學正傳云夫古之所謂痛痺者即今之痛風也○明醫指掌云夫痛風者遍身骨節走痛是也古人謂之白虎歷節風○入門卷之四痛風形怯瘦者多內因血虛有火形肥勇者多外因風濕生痰以其循歷遍身曰歷節風甚如虎咬曰白虎風痛必夜甚者血行於陰也

氣行脉外血行脉內晝行陽二十五度夜行陰

二十五度此平人之造化也得寒則行遲而不及得熱則行速而太過內傷於七情外傷於六氣則血氣之運或遲或速而病作矣

氣行脉外血行脉內　靈樞衛營生會篇云穀入于胃以傳與肺五藏六府皆以受氣其清者爲營濁者爲衛營在脉中衛在脉外○素問調經論篇云榮血泣衛氣去云云○難經三十二難云五藏俱等而心肺獨在鬲上者何也然心者血肺者氣血爲榮氣爲衛相隨上下謂之榮衛○靈樞決氣篇云黃帝曰何謂脉岐伯曰壅遏營氣令

無所避是謂脉類註云壅遏隄防之謂猶道路之有封疆江河之有涯岸俾營氣無所迴避而必行其中者是謂之脉然則脉者非氣非血而所以通乎氣血者也○說文云脈血理之分衺行體中者徐曰五藏六府之氣分派也　營衛生會篇類註云愚按人身不過表裏表裏不過陰陽陰陽即營衛營衛即血氣藏府筋骨居於內必賴營氣以資之經脉以疏之皮毛分肉居於外經之所不通營之所不及故賴衛氣以呴之孫絡以濡之而後內而精髓外而髮膚無弗得其養者皆營衛之化也然營氣者猶天之有宿度地之有經水出入有期運行有序者也衛氣者猶天之有清陽地之有蒸陰陽晝夜隨時而

營者也衛氣屬陽乃出於下焦下者必升故其氣自下而上亦猶地氣上爲雲也營本屬陰乃自中焦而出於上焦上者必降故營氣自上而下亦猶天氣降爲雨也雖衛主氣而在外然亦何嘗無血營主血而在內然亦何嘗無氣故營中未必無衛衛中未必無營但行於內者便謂之營行於外者便謂之衛此人身陰陽交感之道分之則二合之則一而已

造化 中庸第十六章子曰鬼神之爲德也其盛矣乎 註 程子曰鬼神天地之功用而造化之迹也 蒙引云 造化猶天地之作爲處言造者自無而有化者自有而無○按血氣者運行於一身而不息猶天地之功用故言此乎人之造化也

彼痛風者大率因血受熱已自沸騰其後或涉冷水或立濕地或扇取涼或臥當風寒涼外搏熱血得寒汙濁凝澁所以作痛夜則痛甚行於陰也治法以辛熱之劑流散寒濕開發腠理其血得行與氣相和其病自安然亦有數種治法稍異謹書一二以證予言

沸騰　毛詩小雅十月云百川沸騰山冢崒崩

開發腠理　素問舉痛論云

寒則腠理閉氣不行炅則腠理開榮衛通汗大泄　次註云腠謂津液滲泄之所理謂文理逢會之中

東陽傅文年踰六十性急作勞患兩腿痛甚動則甚痛予視之曰此兼虛證當補血溫血病當自安遂與四物湯加桃仁陳皮牛膝生甘草煎入生薑研潛行散熱飲三四十貼而安

桃仁　本綱發明李杲曰桃仁苦重於甘氣薄味厚沉而降陰中之陽手足厥陰經血

分藥也若以泄滯血其以生新血故破瘀血者用之其功有四治熱入血室一也泄腹中滯血二也除皮膚血熱燥痒三也行皮膚凝滯之血四也○餘藥之義見于前

潛行散 正傳丹溪方法下云潛行散用黃栢一味酒浸曝乾爲細末每服方寸匕煎四物湯調下治血虛陰火痛風藥也○入門釋方潛行散下云潛行水底行也脚疾有濕故云

朱宅閫內年近三十食味甚厚性躁急患痛風攣縮數月醫禱不應予視之曰此挾痰與氣證當和血疎氣導痰病自安遂以潛行散入生甘

草牛膝炒枳殼通草陳皮桃仁薑汁煎服半年而安

朱宅閫內 朱氏之妻也醫綱有朱氏內之病及朱閫攣痛類案纂要作一婦人○禮記曾子問註內子卿大夫之適妻也禮記曲禮上外言不入於梱內言不出於梱註梱門限也內外有限故男不言內女不言外云○韻府云閫以內寡人制之閫以外將軍制之史漢文記

攣縮 攣者攣躄之攣縮者縮蹙之縮言手足屈曲而疼痛也

枳殼 本綱主治云風痺淋痺通利關節散留結胸膈痰滞

通草 木通之本名也主治見于前

又鄰鮑六年二十餘因患血痢用澁藥取效後患痛風叫號撼鄰予視之曰此惡血入經絡證血受濕熱久必凝濁所下未盡留滯隧道所以作痛經久不治恐成偏枯遂與四物湯加桃仁紅花牛膝黄芩陳皮生甘草煎入生薑研潛行散入少酒飲之數十貼又與刺委中出黑血近三合而安

鄭鮑六 醫綱十二卷作鄭人鮑氏〇六者唐詩題云田九鄭十八楊八之類凡如茲言者其姓幾世或及弟人數之目或兄弟多者皆是用數字也

血痢 痢字始出於中藏經

叫號 詩經北山篇云或不知叫號或慘慘劬勞

隧道 素問調經論云五藏之道皆出於經隧 次註云隧潛道也經脈伏行而不見故謂之經隧焉

偏枯 靈樞熱病篇云偏枯身偏不用而痛言不變志不亂病在分腠之間〇病源候論云風偏枯者由血氣偏虛則腠理開受於風濕客於半身在分腠之間使血氣凝澀不能潤養久不瘥真氣去邪氣獨留則成偏枯其狀半身不隨肌肉偏枯小而痛言不變智不亂是也

〇醫說云經有偏風候又有半身不遂候又有風偏枯候此三者大要同而古人別爲之篇目蓋指風則謂之偏風指病則謂之半身不遂其肌肉偏小者呼爲偏枯〇醫綱卷之十二云凡病偏枯必先仆倒故內經連名稱爲擊仆偏枯也後世迷失經意以偏枯痱病之旨一以中風名之遂指偏枯爲枯細之枯而非左癱右瘓之症習俗之弊至于如此也殊不知仲景云骨傷則痿名曰枯蓋痿緩不收則筋骨肌肉無氣以生脉道不利手足不禀水穀之氣故曰枯非細之謂也

四物湯

醫綱云右丹溪治偏風法主於血熱血虛血污或挾痰皆不離四物滑行黃栢牛膝生甘草桃仁陳皮蒼朮生姜汁而隨證加減發

前人之所未發醫世俗之所不醫其功於世也大矣

紅花 本綱元素云入心養血謂其苦温陰中之陽故入心佐當歸生新血○震亨云多用破留血少用養血○時珍云活血潤燥止痛散腫通經

委中 甲乙經卷之三云委中者在膕中央約文中動脈足太陽脈之所入也爲合刺入五分留七呼灸三壯○類經圖翼卷之七馬丹陽天星十二穴云治腰痛不能擧沉引脊梁痠風癇及轉筋疼痛難移展風痺復無常熱病不能當膝頭難屈伸鍼入即安康

或曰此見鄉人用草藥研酒飲之不過數貼亦

有安者如子之言類皆經文取效無乃太迂緩乎予曰此刼病草藥石上采石絲爲之君遒山龍等佐之皆性熱而燥者不能養陰却能燥濕病之淺者濕痰得燥則開熱血得熱則行亦可取效彼病深而血少者愈刼愈虛愈刼愈深若朱之病是也子以我爲迂緩乎

迂緩（與迂遠同孟子章云梁惠王不果所言則見以爲迂遠而闊於事情○迂論語）

朱子註云遂於事情非今日之急務也○緩舒也遲也

采石絲 纂要類案等作兎絲正傳又作石絲○本綱茜草發明載此語亦作石絲其采字無未知何物也

茜草 本綱云茜草一名過山龍○氣味苦寒無毒○權曰甘○大明曰酸入藥炒用○震亨曰熱○元素曰微酸鹹溫陰中之陰○別錄曰苗根鹹平無毒○發明時珍曰茜根色赤而氣溫味微酸而帶鹹○主治本經云寒濕風痺黃疸補中○時珍云通經脉治骨節風痛活血行血○于此書氣味者寒熱相反故也學者當詳之

痎瘧論

素問瘧論云瘧者風寒之氣不常也病極則復至病之發也如火之熱如風雨不可當也註證云瘧凌虐之義也 類註云其暴如此故名爲瘧○丹臺玉案云夫瘧者殘虐之意也從病從虐故名曰瘧○釋名云瘧酷虐也凡疾或寒或熱耳而此疾先寒後熱兩疾似酷虐也

内經謂夏傷於暑秋傷於風必有痎瘧痎瘧者老瘧也以其隔兩日一作纏綿不休故有是名

夏傷於暑秋傷於風 瘧論云此皆得之夏傷於暑熱氣盛藏於皮膚

之內腸胃之外此榮氣之所舍也此令人汗空疏腠理開因得秋氣汗出遇風及得之以浴水氣舍於皮膚之內與衛氣并居云云　類註云按傷暑爲瘧何謂陰邪蓋陽暑傷氣其證多汗感而卽發邪不能留其留藏不去者惟陰暑耳以其無汗也故凡患瘧者必因於盛暑之時貪涼取快不避風寒或浴以涼水或澡於河流或過食生冷壯者邪不能居未必致病怯者畜於營衛則所不免但外感於寒者多爲瘧內傷於寒者多爲痢使能慎此二者則瘧痢

痎瘧者老瘧也

瘧論又云黃帝問曰夫痎瘧者何由來也皆生於風云云　次註云痎猶老也亦瘦也新校正云揚上善云痁有云云一日一發名痎瘧

此經但夏傷于暑至秋爲病或云痎瘧或但云瘧不必以日發間日以定痎也但應四時其形有異以爲痎爾 註證云 痎音皆後世從痎誤也細註云王註以爲老瘧不必然務致餘論朱丹溪亦爲老瘧乃日隔兩日一作纏綿不已故有此名愚按本節有是以日作句則毎日一作之瘧亦是痎瘧非必隔兩日者乃痎瘧也但本節起語曰痎瘧皆生於風則皆之字凡寒瘧温瘧癉瘧不分毎日間日三日皆可稱爲痎瘧也〇醫説卷之五云有數年不差百藥不斷結爲癥癖在腹脇名老瘧只老瘧亦名母瘧〇痎瘧之字義口授纏綿文選寡婦賦云思纏綿以瞀亂兮云云

前賢用者沿洽然皆峻劑有非稟受怯弱與居養所務者所宜用也惟許學士方有用參芪等補劑而又不曾深論後學難於推測

峻劑 常山草菓烏梅砒霜黃丹等藥也

居養所務 孟子盡心上云孟子自范之齊望見齊王之子喟然嘆曰居移氣養移體大哉居乎夫非盡人之子與 註云居謂所處之位養奉養也言人之居處所繫甚大王子亦人之子耳特以所居不同故所養不同而其氣体有異也

許學士 源流云許叔微字知可白沙人宋翰林學士年

少未遇時嘗以登科爲禱一夕夢神告曰汝欲登科須憑陰德叔微自念家貧無力惟醫乃可於是精意方書久乃通妙人無高下皆急赴之既而所活愈多聲名益著復夢神授以一詩曰藥有陰功陳樓間處堂上呼盧喝六作五是年登第六名進士第上一名陳祖言下一名樓材及注陶用升甲恩如第五名授職官以歸與詩中之言無差此則濟人之病急者也後爲學士著傷寒百證歌集本事方等書並行世

因見近年以來五十歲以下之人多是怯弱者況嗜欲縱恣於前以弱質而得深病最難

爲藥始恰常山烏梅砒丹等爲劫痰之劑若悞用之輕病爲重重病必死何者夫三日一作陰受病也作於子午卯酉月少陰瘧也作於寅申巳亥月厥陰瘧也作於辰戌丑未月太陰瘧也

瘧論云帝曰時有間二日或至數日發或渴或不渴其故何也岐伯曰其間日者邪氣與衛氣客於六府而有時相失不能相得故休數月乃作也　馬氏細註云按本經分明言瘧之間二日間數日者以邪氣與衛氣不相値格致餘論朱丹溪謂三日一發陰分受病也

作於子午卯酉日為少陰瘧作於寅申巳亥
日為厥陰瘧作于辰戌丑未日為太陰瘧夫
以子午屬少陰者彼見五運六氣之子午年
屬少陰君火司天則當以卯酉陽明燥金為
在泉遂指之曰少陰厥陰太陰亦然牽合附
會殊非經旨况子午日用少陰藥而卯酉日
又可用少陰藥乎往往用之亦無應無理甚
矣且丹溪治瘧一門凡經絡治法全與內經
不合故後世用丹溪之方不能取効者多矣
○類註云丹溪曰云云如三日作者猶可借此
為言若四日者又將何以辨之殊屬牽強倘
按此施治未必無誤學者不可執以為訓

二十四

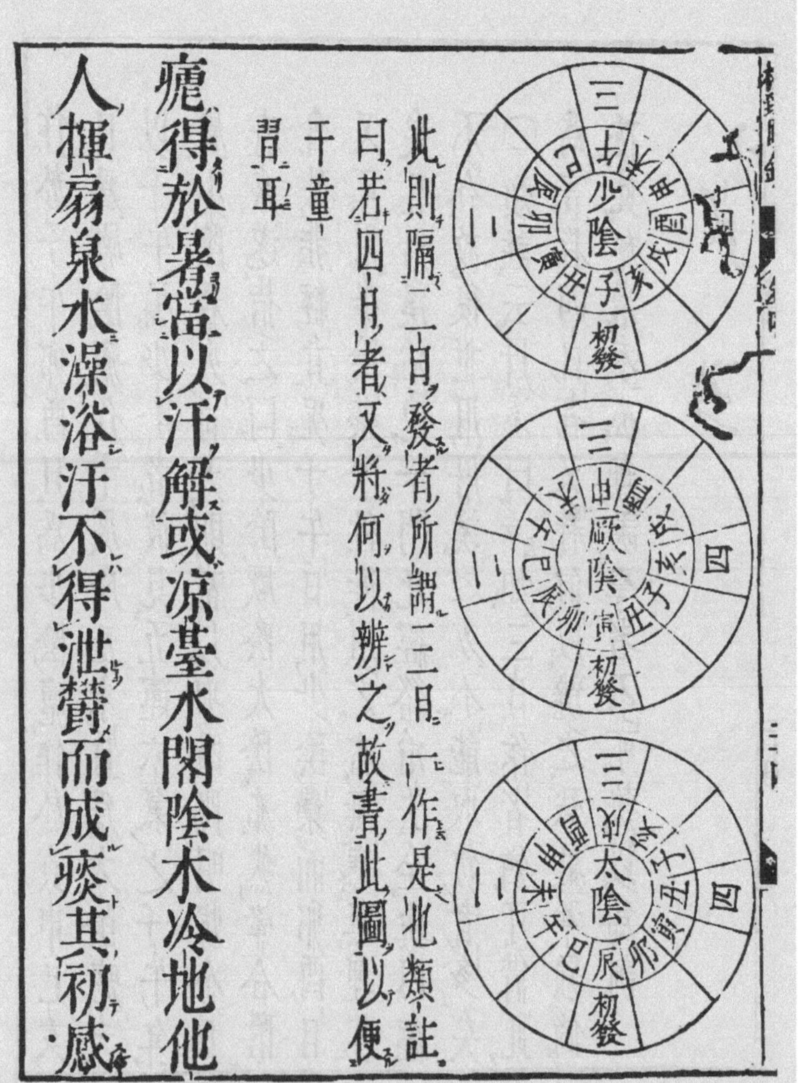

此則隔二一日發者所謂二三日一作是也類註曰若四月者又將何以辨之故書此圖以便于童習耳

瘧得於暑當以汗解或凉臺水閣陰木冷地他人揮扇泉水澡浴汗不得泄鬱而成痰其初感

也胃氣尚強全不自覺至於再感矒然無知又
復恣意飲食過分勞動竭力房事胃氣大傷其
病乃作深根固蔕宜其難愈病者欲速愈耳辛
峻剤醫者欲急利遽便將狠殊不知感風感暑
皆外邪也當以汗解所感既深決非一二升汗
可除亦有胃氣少回已自得汗不守禁忌又復
觸冒舊邪未去新邪又感展轉沉滯其病愈深

又玄文疏抄　二十九

況[illegible][illegible]治者率皆輕試速効劫病之藥胃氣重傷吾知其難免於禍矣

澡浴澡者廣韻洗也鬱而成痰萬病隨全云癱者內經獨言風諸書言暑丹溪言痰世人皆言脾寒亦皆有見五邪者即難經所謂風寒暑濕飲食之邪也人受五邪之氣以致脾胃不和痰聚中脘遂成此疾所謂無痰不成癱也○玉機微義云嚴用和云飢飽失時則脾胃不和痰積中脘遂成此病所謂無痰不成癱按此謂胃氣不和痰積中脘而成癱則自內而生病於外也與素問風暑外傷雖異然外既受傷則內氣必鬱亦

生痰此自外而生病於内也瘧而挾痰誠有之矣其引無痰不成瘧之一句則失之於偏也其用藥治法亦且未詳○瘧論馬氏細註云朱丹溪乃謂有食有痰又謂有氣虛血虛又謂有氣瘧愚思之皆由風寒暑三氣成瘧而瘧後有食痰虛證非食痰虛證即成瘧也又聞有瘴瘧瘴瘧者獨非三氣之所成乎又聞有鬼瘧者用符咒而愈非真有鬼也邪氣已衰用符咒厭之吾心似有所恃而瘧遂不發耳否則瘧鬼來附人身之先將存于天地間何所哉

瞶然 韻會云無智貌

深根固蔕 老子第九章云有國之母可以長久是謂深根固柢○文選五十二曹元首六代論一首云豈非深根固蔕不拔之道乎

玉山[illegible]贈東坡詩醫和不並世深根當以汗且固蔕○其辛嶮之甚者可謂美

解類註療疾治法云有汗要無汗以扶正爲主而兼散無汗要有汗以散邪爲主而兼補斯言得之矣

展轉詩關雎云悠哉悠哉輾轉反側註云輾者轉之半轉者輾之周也○沉滯謂凝滯之深也

由是其爲遲鈍範我馳驅必先以參朮陳皮芍藥等補劑輔以本經之藥惟其取汗若得汗而體虛又須重用補劑以助之俟汗出遍身下過

委中方是佳兆仍數以淡飲食省出入避風就溫遠去帷薄謹密調養無有不安

甘　此言甘者補藥之甘味也對上良所謂辛峻之字而可見之○靈樞邪氣藏府病形篇云陰陽俱不足勿取以鍼而調以甘藥也類註云愚按此節陰陽形氣俱不足者調以甘藥甘之一字聖人用意深矣蓋藥食之入必先脾胃而後五藏得稟其氣胃氣強則五藏俱盛胃氣弱則五藏俱衰胃屬土而喜甘故中氣不足者非甘溫不可土強則金旺金王則水充此所以土爲萬物之母而陰陽俱虛者必調以甘藥也

遲鈍　前漢書列

二十七

[illegible]四翟方進傳云號遲頑不及事注師古云頑讀曰鈍

範我馳驅 孟子滕文公下云昔趙簡子使王良與嬖奚乘終日而不獲一禽嬖奚反命曰天下之賤工也或以告王良良曰請復之彊而後可一朝而獲十禽嬖奚反命曰天下之良工也簡子曰我使掌與女乘謂王良良不可曰吾為之範我馳驅終日不獲一為之詭遇一朝而獲十詩曰不失其馳舍矢如破我不貫與小人乘請辭御者且羞與射者比比而得禽獸雖若丘陵弗為也如枉道而從彼何也且子過矣枉己者未有能直人者也

本經之藥 是則二陰之引經報使藥也

避風 素問上古天真論云上古聖人之教下也皆謂

之虛邪賊風避之有時次注邪乘虛入是謂虛邪賊害中和謂之賊風避之有時謂八節之日及太一入徙立於中宮朝八風之日也○于茲所謂避風者只晝夜遠風冷而節養之義。就溫四氣調神大論云冬三月此謂閉藏去寒就溫○于此言就溫者不限冬時只是旦暮之保養也

若感病極深雖有大汗所感之邪必自臟傳出至腑其發也必亂而失期亦宜是佳兆故治此病春夏爲易秋冬爲難非有他也以汗之難易

爲優劣也

以汗之難易爲優劣　類註云，惟是邪在陽者，取汗易，邪在陰者，難，所以在春夏者，爲易，在秋冬者，爲難，在上體者，爲易，在下體者，爲難，必達其陰氣，自然汗及下體，務令由陰而陽，由表而發，方是佳兆，故文以汗之難易爲微甚也

或曰，古方用硫丹烏梅常山，得效者不爲少，子以爲不可用乎

硫丹　本綱附方，寒熱瘧疾，孫真宗秘寶方，用硫丹信硫一十兩，研粉，寒水石三兩，別擣末，用

生鐵銚一箇鋪石末後鋪磁在上又以石末蓋之厚蓋覆定醋糊紙條密封十四重炭火一斤煆之待紙條黑時取出候冷刮盞上砒末乳細粟米飯丸緑豆大辰砂爲衣毎用三四丸小兒一二丸發日早以臘茶清下○又發明時珍曰此物不入湯飲惟入丹丸云云

烏梅本綱主治藏器云止渴調中去痰治瘧瘴

常山本綱發明蘇頌云常山蜀漆爲治瘧之最要不可多進令人吐逆○震亨曰常山性暴悍善驅逐能傷真氣病人稍近虚怯不可用也

予曰瘧病者淺一日一作間一日一作者是

胃氣尚彊猶可與也彼三日一作者病已在臟矣在臟者難治以其外感猶可治也而可用劫藥以求速效乎

一日一作

素問瘧論云衛氣者晝日行于陽夜行于陰此氣得陽而外出得陰而内薄内外相薄是以日作註謂云夫暑熱伏於營而風寒居於衛營導在内無自而發衛行於外二邪隨之以出入焉故衛氣者晝行於足手六陽經二十五度此邪氣者得陽而外出瘧之所以發也夜行于足手六陰經二十五度此邪氣者得陰而内入瘧之所以

蓄也。内外相薄。隨衛而行。是以一日一作也。類註云：風寒自表而入，則與衛氣并居。故必隨衛氣以爲出入。衛氣一日一周，是以新感之瘧亦一日一作。然則日作之瘧，邪在衛耳。其氣淺，故其治亦易。

間一日一作

瘧論文曰：帝曰：其間日而作者何也？岐伯曰：其氣之舍深，内薄于陰，陽氣獨發，陰邪内著，陰與陽爭不得出，是以間日而作也。註證云：此言瘧之所以間日而作也。言間日而作者，由于邪氣之舍深，内薄于榮氣間，與夫五藏之橫連募原。其道遠，其氣深，其行遲。彼衛氣每自獨發于外，而此陰邪附著於内。獨發者，其行速；而内著者，其發難。陰邪方與衛氣相拒而爭，不能與衛氣俱行，而不得皆出也。

是以間日而作耳三月一作瘧論又云帝曰時有間二日或至數日發其故何也岐伯曰其間日者邪氣與衛氣客於六府而有時相失不能相得故休數日乃作也註證云瘧之相間而發者正以邪氣之發必隨衛氣而出入衛在六府而邪亦客於六府邪氣有時不與衛氣相觸故邪氣不隨衛氣而出也所以有間一二日有間數日發者耳

前歲憲僉詹公稟甚壯形甚強色甚蒼年近六十二月得痎瘧召我視之知其飫於醲肥者皆之曰須遠色食淡調理浹月得大汗乃安公不

恍一人從旁曰此易耳數日可安與劫藥三五貼病退而自後又作又與又退綿延至冬病猶未除又來求治予知其久得藥痰亦少惟胃氣未完又天寒汗未透遂以白朮粥和丸與一斤令其飢時且未食取一二百丸以熱湯下只與白粥調養盡此藥當大汗而安已而果然如此者甚多但藥略有加減不必盡述

憲僉詹公 或説云憲僉官名詹名也未攷類按作丹溪治一貴人 飫 玉篇云於處切食過多 醲肥 禮部韻女容切厚酒也○肥肉食之類也○文選三十四枚叔七發八首云甘脆肥醲命曰腐腸之藥注云醲厚之味也 浹月 韻會云即協切洽也徹也遍也十日幹一周曰浹日十二辰一周曰浹或作挾詩使不挾四方正義云挾者周匝之義○此言浹月者周匝於一月之義也 綿延 文選十七洞簫賦聯延緜連字出也俱不絶貌

病邪雖實胃氣傷者勿使攻擊論

胃氣 素問平人氣象論云平人之常氣稟於胃胃者平人之常氣也人無胃氣曰逆逆者死 類註云土得天地中和之氣長養萬物分王四時而人胃應之凡平人之常受氣於穀穀入於胃五藏六府皆以受氣故胃爲藏府之本此胃氣者實平人之常氣有不可以一刻無者無則爲逆逆則死矣

勿便攻擊 論語爲政篇攻乎異端註云攻專治也○擊顏會云撲也打也擊動也○勿論語顏淵篇註勿者禁止之辭○古今醫統翼醫通考下攻擊藥不可峻用傳云客有病痞者積於其中伏而不得下自外至者捍而不得納從醫而問之曰非下之不可歸而飲其藥既飲而暴下不終日而向之伏者散而

無餘向之捍者柔而不支胸膈導達呼吸開
利快然若愈逾月而痞五作而五下每下輒
愈然容之氣一語而三引體不勞而汗股不
步而慄膚革無所耗於前而其中苶然莫知
其所來嗟夫心痞非下不可已予從而下之
術未爽也苶然獨何如聞楚之南有良醫焉
往而問之醫嘆曰子無怪是苶然者也凡子
之術固如是苶然也坐吾語汝且天下之理
有甚快於吾心者其末必無傷求無傷於終
者則初無望其快於吾心夫陰伏而陽蓄氣
與血不運而為痞橫乎子之胸中者其累大
矣擊而去之不須臾而除甚大之累和平之
物不能為也必將搏擊振撓而後可夫人之
和氣冲然而甚微汩乎其易危擊搏振撓之

功未成而子之和蓋已病矣由是觀之則子之瘖凡一快者子之和傷矣不終月而快者五子之和平之氣不既索乎故體不勞而汗股不步而慄然如不可終日也月將去子之病而無害於和也子之燕居三月而後與之藥可爲也客歸三月齊戒而復請之醫曰子之氣少復矣取藥而授之曰服之三月而疾少平又三月而少康終年而復常且飲藥不得烝進客歸而行其説然其初使人憊然而遲之蓋三服藥而三反之也然日不見其所攻之効久較則月異而時不同蓋終歲而疾平客謁醫再拜而謝之坐而問其故醫曰是醫國之説也豈特醫之於疾哉子獨不見秦之治民乎悍而不聽令惰而不勤事放而

不畏法令之不聽治之不變則秦之民嘗痞矣商君見其痞也厲以刑法威而斬伐悍厲猛鷙不貸毫髮痛刻而力鋤之於是乎秦之政如建瓴流通四達無敢或拒而秦之痞嘗快矣自孝公以至二世也凡幾痞而幾快矣頑者已圮強者已柔而秦之民無懽心矣故猛政一快者懽心不已積快不已而秦之四支枵然徒具其物而已民心日離而君孤立於上故匹夫大呼不終日而百疾皆起秦欲運其手足肩膂而靡然不我應故秦之亡者是好爲快者之過也昔者先王之民其初亦嘗痞矣先王豈不知砉然擊去之以爲速也惟其有傷於終也故不敢求快於吾心優柔而撫存之教以仁義導以禮樂陶鮮其亂而

除去其滯旁視而憊憊然有之矣然月計之歲祭之前歲之俗非今歲之俗也不擊不搏無所怫逆是以日去其殺氣而不嬰其懽心於是政成教達安樂久而無後患矣是以三代之治皆更數聖人歷數百年而後俗成則子之藥終年而愈疾無足恠也故曰天下之理有快於吾心者其末也必有傷求無傷於其終則初勿望其快吾心雖然豈獨於治天下哉客再拜而傳

其說　羅謙甫

凡言治國者多借醫為諭仁哉斯言也眞氣民也病邪賊盜也或有盜賊勢須剪除而後已良

相良將必先審度兵食之虛實與時勢之可否然後動動涉輕妄則吾民先困於盜次困於兵民困而國弱矣行險僥倖小人所爲萬象森羅果報昭顯其可不寒心乎請舉一二以爲凡例

凡言治國者多借醫爲諭千金方卷之八十一云抱朴子曰一人之身一國之象也胸腹之位猶宮室也四肢之列猶郊境也骨節之分猶百官也神猶君也血猶臣也氣猶民也知治身則能治國也夫愛其民所以安其國惜其氣所以全其

身民散則國亡氣竭則身死死者不可生也亡者不可存也是以至人消未起之患治未病之疾醫之於無事之前不追於既逝之後夫人難養而易危也氣難清而易濁也故能審威德所以保社稷割嗜慾所以固血氣然後真一存焉精神守焉百病却焉年壽延焉○文選五十三嵇叔夜養生論云精神之於形骸猶國之有君也神躁於中而形喪於外猶君昏於上國亂於下也○良相良將者良宰相良大將也寓良醫而言之也兵食之虛實者言胃氣之全與不全也時勢之可否者言當治之時節與不可治也然後動者言度當然之理而後行也所謂議之而後動者也動涉輕妄者言其治輕率也吾民先困於盜次

困於兵者言真氣先困病邪次困輕妄之治療也民困而國弱者言真氣困窮而身体柔弱也○三略云用兵之要必先察敵情視其倉庫度其糧食卜其強弱察其天地云云

行險僥倖 中庸第十四章云君子居易以俟命小人行險徼幸註云徼求也幸謂所不當得而得者○書言故事云車駕所至地曰僥倖蔡邕獨斷曰天子所至曰幸者宜幸也世俗謂幸僥幸謂僥倖者謂所不當得而得者車駕所至臣民被其德澤以僥倖故曰幸○孟子梁惠王下大全雲峯胡氏曰凡僥倖者不爲夫理之所當爲而徒覬夫意外之得者也○言不知胃氣之強弱妄行峻劑而求幸者固庸醫之所爲也

萬象森羅 森木多皃羅列也 一乾坤中精於所

有之物而言之也○碧岩卷九如今盡大地森羅萬象乃至自己一時是藥云云

果報昭顯

果報者舉善惡而言之○于此言得其術則其病正瘥逆其理而僥倖則其病必至危殆也故其果直報夫身而昭顯于眼前

凡例

杜預左傳序云其發凡以言例皆經國之常制正義云凡者成事法式也緯經以求義爲例○文選四十五載杜預左傳序呂向註云凡猶條目云云

永康呂親形瘦色黑平生喜酒多飲不困年近半百且有別館忽一日大惡寒發戰且自言渴

却不飲予診其脉大而弱惟右關稍實畧數重取則濇遂作酒熱內鬱不得外泄由表熱而不虛也黄芪一物以乾葛湯煎與之黄芪二兩乾葛一兩大得汗次早安矣

不困 論語子罕篇云不爲酒困云 大全饒氏曰能使人神昏氣亂云 別館 韻府王導處衆爽容築別館○惡寒發戰之義者見千本論○渴却不飲者雖表實而內虛也

診其脉 類註云診視也察也候脉也凡切脉望色審問病因皆可言診○右關稍

實。略數者，酒毒鬱滯於脾胃也。表熱而不盛者，形瘦色黑故也。稟賦表實，故酒熱內鬱，不得外泄也。

黃芪 本綱發明，震亨曰：黃芪補元氣，肥白而多汗者為宜；若面黑形實而瘦者服之，令人胸滿云云。○愚按，用黃芪而却發汗者，實醫家之妙術，不可不知也。□按

乾葛湯 解肌表，解酒毒。

又葉先生患滯下，後甚逼迫，正合表氣證。予曰：氣口虛，形雖實而面黃稍白，此必平昔食過飽而胃受傷，寧忍一兩月辛苦。遂與參、朮、陳皮、芍

藥等補藥十餘貼至三月後胃氣稍完與兼氣兩貼而安苟不先補完胃氣之傷而遽行兼氣吾恐病安之後寧免瘦憊乎

葉先生 字彙云弋涉切枝葉○又失涉切音攝縣名在南陽今汝州昆陽城又姓○禮記曲禮上云從於先生不越路而與人言云云 註呂氏曰先生者父兄之稱有德齒可為人師者猶父兄也故亦稱先生以師為父兄則學者自比於子弟故稱弟子

滯下 素問通評虛實論類註云愚按腸澼一證即今之所謂痢疾也自仲景而後又謂之

滯下其所下者或赤或白或膿或血有痛者有不痛者有裏急後重者有嘔惡者有脹滿者有噤口不食者有寒熱往來者雖其變態多端然總不外乎表裏寒熱而尤於虛實之辨更爲切要知此六者庶不致殺人矣若以表裏言之如論疾診尺等篇曰春傷於風夏爲後泄腸澼百病始生篇曰虛邪之中人也留而不去傳舍於腸胃之間多寒則腸鳴飱泄食不化多熱則溏出麋是皆由外邪此即時氣相傳之屬也凡邪因表者必有表證但兼其表而行散之表邪解而痢自愈如無表證則必由口腹悉屬內傷但傷於內者極多因於表者則間或有之此內外之不可不辨也若以寒熱言之則古以赤者爲熱白者爲

寒至劉河間而非之曰如赤白相兼者豈寒熱俱甚於腸胃而同爲痢乎蓋瀉白者肺之色也青者肝之色也黄者脾之色也赤者心之色也至若色黑亦言爲熱者由火熱過極則反兼水化制之故色黑也或言痢色青白爲寒者誤也若果爲寒則不能消穀何由反化爲膿乎又曰若完穀不化而色不變吐利腥穢澄徹清冷小便清白不濇身涼不渴脉遲細而微者寒證也凡穀消化者無問色及他證便爲熱也故其言治則曰苦能燥濕寒能勝熱或微加辛熱以佐之又云治諸痢者黄連黄栢爲君以至若大寒正主濕熱之病又曰行血則便自愈調氣則後重除是皆河間之說也及至丹溪則因之曰赤痢乃自小

腸來白痢乃自大腸來皆濕熱爲本自二子
之言出則後世莫敢違之雖二家方書非無
從溫之治然亦不過備立言之缺略而其人
意則專以濕熱爲主故今之醫家悉遵其訓
一見痢證無分寒熱虛實咸謂欲清其火非
芩連梔柏不可欲去其積非大黃芒硝不可
欲行血者必用桃仁紅花之類欲利水除濕
者必用五苓益元之類欲調氣行滯者必用
木香檳榔枳實厚朴之類欲和血凉血者必
用當歸生地芍藥地榆之類朝更夕改不過
如此及至瀕危猶云濕熱未除積滯未盡舉
世皆然可勝其害云云（醫方大成云今人患
痢者古方謂之滯下是也得病之由多因脾
胃不和飲食過度停積于腸胃之間不得尅

化而又爲風寒暑濕之氣干之故爲合兼氣此病云云○後甚逼迫者後重義也

證古今醫統卷之三十六云仲景云治痢可下者悉用承氣等湯大黄之寒其性善走佐以厚朴之温善行滯氣緩以甘草之甘飲以湯液灌滌腸胃滋潤輕快積行即止云云○面黄稍白者榮華見于面寧韻會云說文願今胃受傷而失運行故也寧詞也徐曰人言寧可如此是願如此也○又寧兒之寧同非願詞與爲同論語爲政篇註焉何也憊云步拜切廣身羸困也通俗文疲極曰憊

又一婦色紫稍肥性沉多憂年近四十經不行

三月矣小腹當中有一氣塊初起如栗漸如炊
餅予脉之兩手皆濇重取却有試今按其塊痛
甚捫之高半寸遂與千金消石丸至四五次彼
忽自言乳頭黑且有汁恐有娠予曰非也濇脉
無孕之理又與三五貼脉之稍覺虛豁予悟曰
藥大峻矣令止前藥與四物湯倍加白术佐以
陳皮至三十貼候脉完再與消石丸至四五次

忽自言塊消一暈便令莫服又半月經行痛甚下黑血半升內有如椒核數十粒乃塊消一半又來索藥以消餘塊余曉之曰勿性急塊已開矣不可又攻若次月經行當盡消矣次月經行下少黑血塊又消一暈又來問藥余曰但守禁忌至次月必消盡已而果然

婢說文云女之卑者也 小腹素問刺禁論王氏註云小腹謂臍下也○當作者小

瘕之真 氣塊 古今醫統痞塊門云凡婦人有痞塊多是血塊云云 炊餅 痴盃中也 纂要作 却有 醫綱作却猶如 半寸 醫綱作寸半

消石丸 千金方三十七云硝石大圓治十二癥瘕及婦人帶下絶産無子并欲服寒食散而腹中有癥瘕實者之當先服大丸下之云云

硝石 六兩朴硝亦得 大黄 八兩 人參 甘草 各二兩 當歸 一兩

虚豁 浮大而無力之脈也 再與消石丸 古今醫統云但堅積既久非尋

常氣血湯藥所能消除，必須內外兼攻。內經所謂留者攻之，堅者削之，使愈過半，隨即調理氣血，然後復攻，方可保十全之効也。

塊消一暈便令莫服

素問六元正紀大論云：大積大聚，其可犯也，衰其太半而止，過者死。

大凡攻擊之藥，有病則病受之，病邪輕而藥力重，則胃氣受傷。夫胃氣者，清純沖和之氣也，惟與穀肉菜果相宜。蓋藥石皆是偏勝之氣，雖參芪輩為性亦偏，況攻擊之藥乎？此婦胃氣自弱，

好血亦少若攻盡而卻藥胃氣之存者幾希矣

議論至此醫云乎哉

病邪輕而藥力重則胃氣受傷素問五常政大論云大毒治病十去其六常毒治病十去其七小毒治病十去其八無毒治病十去其九穀肉菓果食養盡之無使過之傷其正也沖和老子道化四十二云萬物負陰而抱陽沖氣以為和註云萬物之生皆抱負陰陽之氣以沖虛之理行乎其間所以為和也穀肉

菜果藏氣法時論云五穀為養五果為助五畜為益五菜為充云云　註云粳米小

豆（私云五味篇作菽）麥大豆黃黍之五穀所以養此
元氣也桃李杏栗棗之五果所以助此元氣
也牛羊豕犬雞之五畜所以益此元氣也
葵藿薤葱韭之五菜所以充其元氣也

藥石

丹溪先生復戴仲積書云大凡藥餌參芪
亦是毒物內經於藥字之下加毒字又加
攻字天地間養人性命者惟穀耳備土之德
得氣中和故其味淡甘而性和平大補而滲
泄乃可久食而無厭是大有功於人者在藥則不然矣（醫綱）

幾希

孟子告子注云幾希不多也

治病先觀形色然後察脈問證論

夫診法者先以觀形色為本故言然後察脈問證也或曰聞病人之語然後察脈者是則内經之大法也而今只察脈問證者何謂也蓋是亦非也云察脈然後問證惟本形色而其餘次之也不可以語之顛倒而害義理

經曰診脈之道觀人勇怯肌肉皮膚能知其情以為診法也

素問經脈別論云黄帝問曰人之居處動靜勇怯脈亦為之變乎岐伯對曰人之驚恐恚勞動靜皆為變也是以夜行則喘出於腎淫氣病肺有所墮恐喘出於肝淫氣害脾有所

驚恐喘出於肺淫氣傷心度水跌仆喘出於腎與骨當是之時勇者氣行則已怯者則著而爲病也故曰診病之道觀人勇怯骨肉皮膚能知其情以爲診法也 類註云勇可察其有餘怯可察其不足骨可以察腎肉可以察脾皮膚可以察肺望而知其情即善診者也

凡人之形長不及短大不及小肥不及瘦人之色白不及黑嫩不及蒼薄不及厚而況肥人濕多瘦人火多白者肺氣虛黑者腎氣足形色既殊臟腑亦異外證雖同治法迥別

色白不及黑 靈樞論勇篇云黑色不病乎少俞曰黑色而皮厚肉堅固不傷于四時之風○又衛氣失常篇類註云愚按世傳肥白人多氣虛而此云膏者多氣不無相左若據余聞見之驗則蒼瘦之氣虛者不減於肥白是則不宜膠柱也 嫩蒼 韻會云嫩少弱也○蒼草色又深青色○愚按嫩蒼以色言也蓋嫩者草木之柔弱色蒼者草木之堅實色也此用嫩不及蒼者是意也所謂堅實柔弱而言之非全謂血氣之堅實也

白者肺氣虛黑者腎氣足 肺之色白肺之體金也金實則沉然今見白色者乃知肺氣虛○腎之色黑腎之體水也水實則溢然乃今見黑色者氣

所以氣足臟腑亦異本草衍義序云蓋人心如面各各不同惟其心不同臟腑亦異臟腑既異乃以一藥治衆人之病其可得乎

所以肥人責脉浮瘦人責脉沉躁人疑脉緩緩人疑脉躁以其不可一槩觀也試陳一二幸以例推

傷寒論卷之一平脉法第二曰師曰脉肥人責浮瘦人責沉肥人當沉今反浮瘦人當浮今反沉故責之注云肥人肌膚厚其脉當沉瘦人肌膚薄其脉當浮今肥人脉反浮瘦人

脉反沉必有邪氣相干使脉一
反常故當責之○責求也

東陽陳兄露筋骨體稍長患體虛而勞頭痛甚至有決別之言余察其脉弦而大帶數以人參白术爲君川芎陳皮爲佐至五六月未減衆皆訝之以藥之不對也余曰藥力有次第矣更少俟一二宿當自安忽其季來問曰何不少加黃芪予咲不答又經一二宿忽自言病頓愈予脉之

覺指下稍盛又半月病者言膈上滿不覺飢視其腹紋已隱矣予曰夜來藥中莫加黃芪否曰然止與三貼遂速與二陳湯加厚朴枳殼黃連以瀉其衛三貼而安

陳兄陳氏也○爾雅云男子先生曰兄○纂要類案作瘅人患虛勞頭痛醫方大成曰今以體氣虛弱者或爲風寒之氣所侵邪正相搏伏而不散發爲偏正頭痛其脉多浮緊也決別之言文選五十七誄下潘安仁夏侯常侍誄云存亡永訣逝者

不追　注善曰往矣訣別之辭論語子在川上
曰逝者如斯○良曰訣永別也逝往也言此
往不可追而反也　弦而大帶數　弦頭痛脈大勞脈帶數者精血微少故也
訝　韻會五駕切疑也增韻疑怪也　其季　陳氏之弟也○左傳昭元年子產曰昔高
辛氏有二子伯曰閼伯季曰實沈○釋名曰
叔之弟曰季季父季癸也甲乙之次癸最在下
季亦然也　紋已隱　脇下之脹泄故也　厚朴　本綱發明震亨曰若氣實人誤
服參芪藥多補氣脹悶或作喘宜此
瀉之○李杲曰若能下氣故泄實滿　瀉其衛
黃芪合充衛氣今加朴穀連者疎通腑臟之
氣而專解黃芪之滯是以言瀉其衛耳

又浦江義門鄭兄年二十餘秋間大發熱口渴妄言妄見病似邪鬼七八月後召我治脉之兩手洪數而實視其形肥面赤帶白却喜露筋脉本不實凉藥所致此因勞倦成病與温補藥自安曰柴胡七八貼矣以黄芪附子湯冷與之飲三貼後困倦鼾睡微汗而解脉亦稍軟繼以黄芪白朮湯至十日脉漸收斂而小又與半月而

安夫黄芪補氣藥也此兩人者一則氣虛一則
氣實便有宜不宜存焉可不審乎

浦江義門鄭兄 翁傳類案等作浦江鄭義士
家一少年○一統志卷之四
十二云鄭綺浦江人通春秋事親極孝父照
繫獄當死綺上書請以身代事遂白母張病
攣抱持君嬰兒二十年不懈綺臨歿歃血誓
言子孫毋分財異爨乾道間賜號冲素處士
子孫世守其教○鄭太和綺之後十世同居
凡二百四十餘年至大間表其門太和繼主
家事嚴而有恩家庭中凜如公府見者嗟嘆
謂有三代遺風云云○鄭兒者盖鄭太和也

按義門稱美其家義士稱美其人也考此事跡恐可爲同人之義○正傳云或男女人神廟驚惑成病或山林溪谷衝斥惡氣其症如醉如痴如爲邪鬼所附

似邪鬼鬼神邪祟

脉洪數而實內傷之發熱陰火亢故也面赤陰火帶白肺氣虛也却喜露筋形肥而露筋者稟賦薄也然則何以脉本實哉凉藥所致如龍火得水則却熾也冷與之熱因寒用之義困倦困窮倦怠鼾睡齁臥息也鼾睡者虛火平伏而神氣安寧故也

(一)纂要內傷門云肥白人年壯因勞倦成病秋間大發熱已服柴胡等藥七八貼矣兩手

脉洪數而實觀之形色知其脉本不實以服涼藥所治因與温補藥黄耆附子湯冷飲三貼因睡微汗而解脉亦稍軟繼以黄芪白术湯脉漸歛小而愈是肥白人虚勞多氣虚也

○醫綱卷之三十二傷寒門云浦江鄭兄年二十餘九月間發熱頭痛妄言見鬼醫與小柴胡十餘貼熱愈甚予視其形肥面赤帶白却稍露筋骨診其脉弦大而數實脉不本實涼藥所致此因勞倦成病與温補藥自安遂以參术爲君茯苓芍藥爲臣黄耆佐附子一片爲使與二貼而症不減或曰脉既數大狂熱而又大渴用附子誤矣予曰此虚証而誤投寒涼之藥人肥而脉左大於右事急矣非附附子參术焉能有急效乎與一貼乃去附子

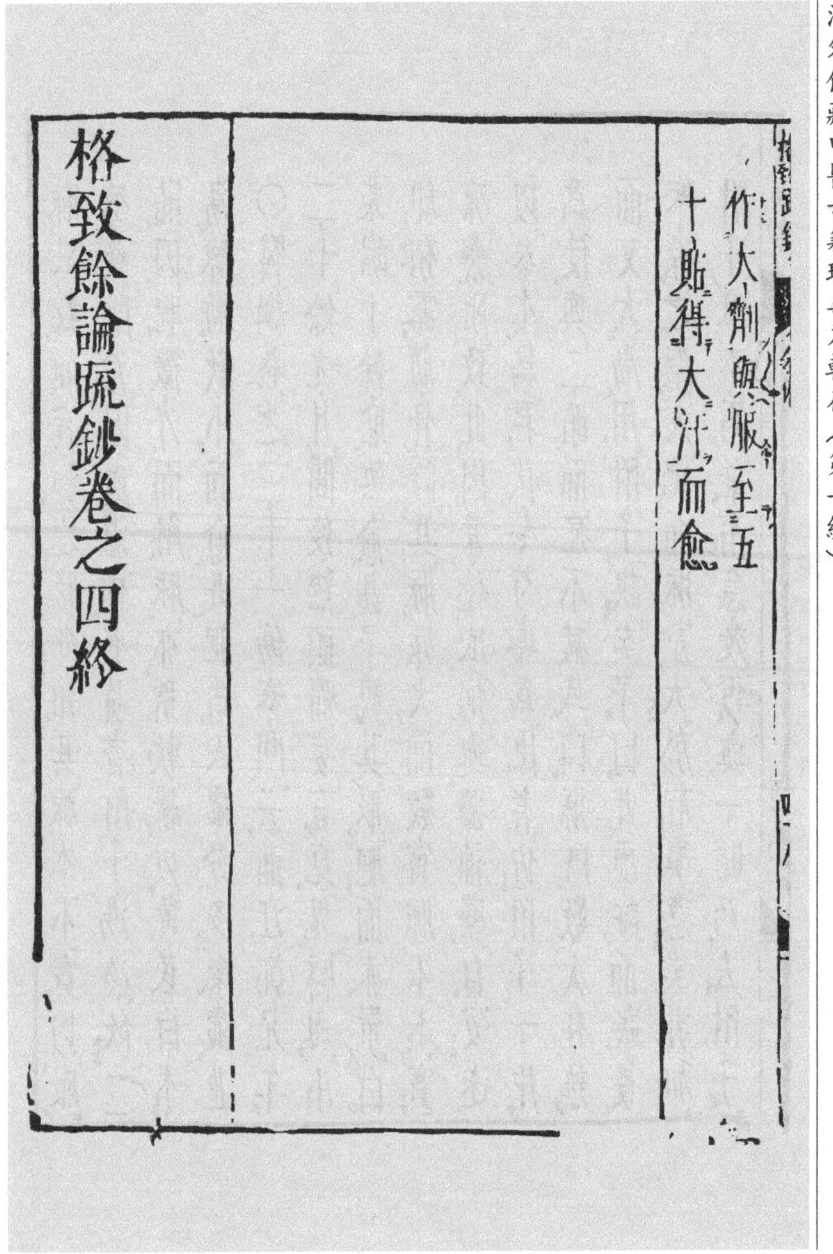
作大劑煎服至五十貼得大汗而愈

格致餘論疏鈔卷之四終

格致餘論疏鈔卷之五

大病不守禁忌論

病而服藥須守禁忌孫真人千金方言之詳矣但不詳言所以守禁忌之由敢陳其略以為規戒

千金方卷之一論服餌條云凡餌湯藥其粥食肉菜皆須大熟熟即易消與藥相宜若生則難消復損藥力仍須少食菜及硬物於藥為佳亦少進鹽醋乃善亦不得苦心用力及

房室喜怒是以治病用藥力惟在食治將息得力太半於藥有益所以病者務在將息節慎之至可以長生文選四十四司豈惟愈病而已

敢陳其略 馬長卿難蜀父老云云余之行急其詳不可得聞已請爲大夫粗陳其略註良曰言我行急不得審議爲父老粗略而陳之○敢韻會云說文進取也增韻又忍爲也

規戒 規矩警戒

夫胃氣者清純冲和之氣人之所賴以爲生者也若謀慮神勞動作形苦嗜欲無節思想不遂飲食失宜藥餌違法皆能致傷既傷之後須用

調補恬不知怪而乃恣意犯禁舊染之證尚未消退方生之證與日俱積吾見醫藥將日不暇給而傷敗之胃氣無復完全之望去死近矣

思想不遂　痿論云思想無窮所　恬不知怪　前漢賈誼傳云至於俗流失世壞敗因恬而不知怪師古云恬安也音徒兼反　舊染　大學註云新者革其舊之謂也言既自明其明德又當推以及人使之亦有以去其舊染之汚也　尚未消退方生之證　此八字一本無　方生　莊子齊物論云

彼是方生之說也雖然方生方死方死方日生云云〇于此謂方生者新生之意也

不暇給 韻府漢書禮樂志註師古曰給足也言日月修造尚不能足故無暇也〇又高祖本紀註師古曰給足也曰不暇足言衆事繁多常汲汲也云云

予族叔形色俱實瘦癯又患痢自特強健能食絕無忌憚一月召我曰我雖病却健而能食但苦汗出耳汝能止此汗否予曰瘦癯非汗出不能愈也可慮者正在健與能食耳此非痢也胃

熱善消脾病不化食積與病勢已甚矣此時節擇飲食以養胃氣省出入以避風寒俟汗透而安

痎瘧患痢　入門云盖泄瀉瘧痢同由暑月飲食所致輕者便作泄瀉重者停爲瘧痢衝胸脇則爲瘧積滯腸胃則爲痢（類經註云凡風寒之中於外者其邪在經病多爲瘧生冷之傷於內者其邪在藏病多爲痢或表裡俱傷則瘧痢並作

無忌憚　中庸云君子中庸小人反中庸君子之中庸之君子而時中小人之中庸也小人而無忌

饌○節擇飲食者擇飲食之可否而時之之謂也○省出入以避風寒者省止於外事以避去風冷陰寒之氣也

叔曰世俗謂無飽死痢我今能食何謂可慮余曰痢而能食者知胃氣未病也故言不死非謂恣食不節擇者不從所言恣口大嚼遇渴又多啖水果如此者月餘後雖欲求治不可著手矣淹淹又月餘而死内經以驕恣不論於理爲不

治之病信哉

大嚼 青言故事云揖人好饕曰大嚼〇文選四十二曹子建與吳季重書過屠門而大嚼雖不得肉貴且快意云云

水果 日樹生曰果俗从艸作菓 醫編作水菓〇韻會徐

淹淹 爾雅文見

內經 霊樞師傳篇云且夫王公大人血食之君驕恣從欲輕人而無能禁之禁之則逆其志順之則加其病云云〇史記列傳四十五扁鵲傳病有六不治驕恣不論於理一不治也輕身重財二不治也衣食不能適三不治也陰陽并藏氣不定四不治也形羸不能服藥五不治也信巫不信醫六不治也有此一者則重難治也

又問其嬔者形色俱實患痢善食而易飢大嚼不擇者五日矣予責之曰病中當調補自養豈可滋味戕賊遂教之只用熟蘿蔔喫粥且少與調治半月而安

滋味　文選五十二嵇叔夜養生論云滋味煎其府藏云云　注　翰云滋味血肉之食也

熟蘿蔔　本綱萊菔下唐本云炮煮服食大下氣消穀和中去痰癖肥健人云云○時珍云主吞酸化積滞云云

虛病痰病有似邪祟論

血氣者身之神也神既衰乏邪因而入理或有之若夫血氣兩虧痰客中焦妨礙升降不得運用以致十二官各失其職視聽言動皆有虛妄以邪治之其人必死吁哉冤乎誰執其咎

祟　玉篇云思遂切神禍也韻會云祟神禍也徐曰禍者人之所召神因而附之祟者神自出之以警人者前漢江充傳祟在巫蠱註師古曰禍咎之徵鬼神所以示人云云

血氣者神既衰乏　八正神明論曰血氣者人之神也不可不謹養

素問遺篇刺法論云黃帝問曰人虛即神遊失守位使鬼神外干是致夭亡何以全真云云類註曰全其神即保其神神全則邪不能干也○古今醫統卷之四十九云凡山谷幽陰處所或有魍魎魑魅狐精狸怪及人間多年雞犬亦解有成妖縱使迷人則不過近於氣血虛而正氣弱者正氣弱即心邪心邪則妄見妄聞妄言妄走無非邪也惟邪見邪故有之矣正人無病者皆不得見從可審矣惟此心一正則百邪俱避何邪祟之疑哉

十二官　素問靈蘭秘典論云心者君主之官也神明出焉肺者傳相之官治節出焉脾

者將軍之官謀慮出焉膽者中正之官決斷出焉脾胃者倉廩之官五味出焉大腸者傳道之官變化出焉小腸者受盛之官化物出焉腎者作強之官伎巧出焉三焦者決瀆之官水道出焉膀胱者州都之官津液藏焉氣化則能出矣凡此十二官者不得相失也

吁 韻會云本韻羽俱切歎也集韻疑怪辭也助語辭云嗚呼嗟歎之辭其意重而切也吁亦咨嗟之辭其意稍輕

冤 韻會在曲也龍龕手鑑苦也○史記淮陰侯傳云上怒曰烹之通曰噫乎冤哉烹也

誰執其咎 詩小雅小旻云發言盈庭誰敢執其咎

憲幕之子傅兄年十七八時暑月因大勞而渴

恣飲梅漿又連得大驚三四次妄言妄見病似邪鬼診其脉兩手皆虛弦而帶沉數予曰數爲有熱虛弦是大驚又梅酸之漿鬱於中脘補虛清熱導去痰滯病乃可安遂與人參白术陳皮茯苓芩連等濃煎湯入竹瀝薑汁與旬月未效衆皆尤藥之不審余脈之知其虛之未完與痰之未導也仍與前方入荊瀝又旬月而安

梅漿 本綱梅下集解云熟者笮汁晒收爲梅醬惟烏梅白梅可入藥梅醬夏月可調渇水飲之

竹瀝荊瀝 虞亨曰二汁功同並以薑汁助送則不凝滯但氣虛不能食者用竹瀝氣實能食者用荊瀝○蒙筌云虛痰入竹瀝實痰入荊瀝云云○淡竹瀝修治機曰將竹作二尺長劈開以磚兩片對立架竹于上以火炙出其瀝以盤盛取○時珍曰一法以竹截長五六寸以瓶盛倒懸下用一器承之周圍以炭火逼之其油瀝于器下也○荊瀝修治時珍曰取法用新采荊莖截尺五長架于兩磚上中間燒火炙之兩頭以器承取熱服或入藥中又法截三四寸長束入瓶中仍以一瓶合住固外以糠火煨燒其

汁灑入下椸中亦姨　尤　論語爲政篇註程子曰尤罪自外至者也

外弟歲一日醉飽後亂言妄語妄見謂之係伊亡兄附體言生前事甚的乃叔在邊叱之曰非邪食腥與酒太過痰所爲耳灌鹽湯一大碗吐痰一二升汗因大作困睡一宵而安

外弟　類案纂要皆作一人醫綱作外弟戚○爾雅云兩姨之子爲內兄弟又同母異父亦稱外兄弟也姨者妻之姊妹也○事文類聚異名人部云異父弟外弟也　係伊

或云詢之係伊四字於係伊之下可點言詢之係例也雖未見係伊字之出處義或有之哉

鹽湯　本綱食鹽主治本經云腸胃結熱喘逆胸中病令人吐

又金氏婦壯年暑月赴筵歸乃姑詢其坐次失序遂赧然自愧因成此病言語失倫其中又多間一句曰奴奴不是脉皆數而弦余曰此非邪乃病也但與補脾清熱導痰數日當自安其家不信邀數巫者噴水而咒之旬餘而死

赴筵餘擒切席也〇筵者坐席也姑爾雅云婦稱夫之母婦人參會之坐席也姑爾雅云婦稱夫之父曰舅稱夫之母曰姑赧然孟子滕文公下云赧赧然非由之所知也云註云赧赧慙而面赤之貌〇廣韻云奴奴不是自悔之辭乎韻會云奴奴板反奴猶言奴婢呪巫所悅神也增韻祝爲主人饗神之辭云云祝或作呪

或問曰病非邪而邪治之何遂至於死余曰暑月赴宴外境蒸熱辛辣適口內境鬱熱而況舊有積痰加之愧悶其痰與熱何可勝言今乃驚

以法尺是驚其神而血不寧也噴以法水是審其體密其膚使汗不得泄也汗不泄則蒸熱內燔血不得寧則陰消而陽不能獨立也不死何俟

法尺 錫杖之類乎巫者振之而驚邪祟之鬼也 法水 釋氏用之閼伽及瀉水巫者灌之於病者而洗滌不淨也 審 字彙云束也周禮羽人十羽爲審審束也○審其體者法水之寒冷結束其體 密之謂也○密者閉塞之義 不死何俟 詩相鼠云

相鼠有齒人而無止人而無止不死何俟云云

或曰外臺秘要有禁呪一科庸可廢乎予曰移精變氣乃小術耳可治小病若內有虛邪外有實邪當用正大之法自有成式昭然可考然符水惟膈上熱痰一呷凉水胃熱得之豈不清決亦可取安若內傷而虛與多嚴寒符水下咽必冰胃而致害彼鬱熱在上熱邪在表須以汗解

卒得清冷膚腠固密熱何由解必致內攻陰陽離散血氣乖爭去死爲近

外臺秘要　文獻通考二百四十四云外臺秘要方四十卷陳氏曰唐王燾撰燾在臺閣二十年久知弘文館得古方書數千百卷因述諸病證候附以方藥符禁灼灸之法凡一千一百四門云云

移精變氣　素問移精變氣論云余聞古之治病唯移精變氣可祝由而已今世治病毒藥治其內鍼石治其外或愈或不愈何也岐伯對曰往古人居禽獸之間動作以避寒陰居以避暑內無眷慕之累外無伸宦之形此恬憺

之世邪不能深入也故毒藥不能治其內鍼石不能治其外故可移精祝由而已今之世不然憂患緣其內苦形傷其外云云所以小病必甚大病必死故祝由不能已也〇有類註愚按書于篇末以備參考〇正傳或問云禁呪科者即素問祝由科也立教於龍樹居士為移精變氣之術耳可治小病或男女入神廟驚惑成病或山林溪谷沖斥惡氣其證如醉如痴如為邪鬼所附一切心神惶惑之証可以借呪語以解惑安神而已

若內有虛邪外有實邪 素問通評虛實論云邪氣盛則實精氣奪則虛註證云人非無故而實以邪氣盛則實耳邪氣盛者外感也非無故而虛以正氣奪則虛耳正

氣虛者、內傷也。**符水**謂飲以水而神符也**祝由**類經論治第十六云愚按祝由者即符咒禁禳之法用符咒以治病謂非鬼神而何故賊風篇帝曰其毋所遇邪氣又毋怵惕之所志卒然而病者其故何也唯有因鬼神之事乎岐伯曰此亦有故邪留而未發因而志有所惡及有所慕血氣內亂兩氣相搏其所從來者微視之不見聽而不聞故似鬼神帝又問曰其祝而已者其故何也岐伯曰先巫因知百病之勝先知其病所從生者可祝而已也只此數語而祝由鬼神之道盡之矣愚謂覓其義焉夫曰似鬼神者言似是而實非也曰所惡所慕者言鬼生於心也曰知其勝知其所從生可祝而已者言求其致病之由而釋去其心中之鬼也何也凡人之七情生於好惡好惡偏用則氣有偏并有偏并則有勝負而神志易亂神志既有所偏而邪復居之則鬼生於心故有素惡之者則惡者見素慕之者則慕者見素疑之者則疑者見素畏忌之者則畏忌者見不惟疾病夢寐亦然是所謂志有所惡及有所慕血氣內亂故似鬼神也又若神氣失守因而致邪如補遺刺法等論曰人虛即神遊失守邪鬼外干故人病肝虛又遇厥陰歲氣不及則白尸鬼犯之人病心虛又遇二火歲氣不及則黑尸鬼犯之人病脾虛又遇太陰歲氣不及則青尸鬼犯之人病肺虛又遇陽明歲氣不及則赤尸鬼犯之人病腎虛又遇太陽歲氣不及

則黃尸鬼犯之非但尸鬼凡一切邪犯者皆是神失守位故也此言正氣虛而邪勝之故五鬼生焉是所謂故邪也亦所謂因知百病之勝也又如關尹子曰心蔽吉凶者靈鬼攝之心蔽男女者淫鬼攝之心蔽幽憂者沉鬼攝之心蔽放逸者狂鬼攝之心蔽盟詛者奇鬼攝之心蔽藥餌者物鬼攝之此言心有所注則神有所依依而不正則邪鬼生矣是所謂知其病所從生也既得其本則治有其法故察其惡察其慕察其勝察其所從生則祝無不效矣如王中陽治一婦疑其夫有外好因病失心狂惑雖服藥稍愈終不脫然乃陰令人佯言其婦暴死殊爲可憐患者悄然由是遂愈此雖非巫然亦以法而去其所惡之

謂也又如韓世良治一女毋子甚是相愛既嫁而毋死遂思念成疾諸藥罔效韓曰此病得之於思藥不易愈當以術治之乃賄一巫婦授以秘語一日夫謂其妻曰汝之念毋如此不識彼在地下亦念汝否吾當他往汝盍求巫婦卜之妻忻諾遂召巫至焚香禮拜而毋靈降矣一言一默宛然其毋之生前也女遂大泣毋叱之曰勿泣汝之生命尅我我遂蚤亾我之死皆汝之故今在陰司欲報汝讐汝病懨懨實我所爲我生則與爾毋子死則與爾寇讐矣言訖攺容大怒曰我因毋病毋反害我我何樂而思之自是而病愈矣此去其所慕之謂也又如陰陽應象大論曰怒傷肝悲勝怒喜傷心恐勝喜思傷脾怒勝思憂

傷肺喜勝憂恐傷腎思勝恐此因其情志之勝而更求其勝以制之之法也又如外臺秘要載祝由一科丹溪謂符水惟膈上熱痰一呷凉水胃熱得之豈不情快亦可取效若內傷涉虛之人及嚴冬天寒之時符水下咽胃氣受傷反致害者多矣此因其熱而勝以寒也又如近有患瘧者厭以符物每多取效何也蓋以瘧之輕者日發一次多在半表半裏少陽膽經當其邪正相爭迭爲勝負之際但得一厭則膽氣若有所恃故正勝邪而病退矣此藉其相勝之氣以移易其邪正也又余嘗治一少年姻婦以熱邪乘胃依附鬼神厭詈驚狂舉家恐怖欲召巫以治謀之於余余曰不必余能治之因令人高聲先導首攝其

氣余即整其容隨而突入病者褻衣不恭瞠視相向余施怒怒目朦之面對良久見其赧生神怯忽爾潛遯余益令人索之懼不敢出乃進以白虎湯一劑諸邪悉退此以威儀勝其褻瀆寒凉勝其邪火也又治一儒生以傷寒後金水二藏不足忽一日正午對余嘆曰生平業儒無所欺害何有白鬚老者素服持扇守余不去者三日矣意必宿寃所致也奈之何哉余笑曰所持者非白紙扇耶生驚曰公亦見乎余曰非也因對以刺法論人神失守五鬼外干之義且解之曰君以肺氣不足眼多白花故見白鬼若腎水不足者眼多黑花當見黑鬼矣此皆正氣不足神魂不附於體而外見本藏之色也亦何寃之有哉生大喜曰有

是哉妙理也余之床側尚有一黑鬼在余心雖不懼而甚惡之但不堪言耳今得教可釋然矣遂運進金水兩藏之藥而愈此知其病所從生而微言以釋之也諸如此類皆鬼從心生而實非鬼神所爲故曰似鬼神也然鬼既在心則誠有難以藥石奏效而非祝由不可者矣使祝由家能因岐伯之言而推廣其妙則功無不奏術無不神無怪其列於十三科之一又豈近代惑世誣民者流所可同日語哉

○又按鬼神之謂雖屬渺茫然易曰精氣爲物遊魂爲變是故知鬼神之情狀孔子曰鬼神之爲德其盛矣乎然則鬼神之道其可忽哉故周官之有大祝者掌六祝之辭以事鬼

神示祈福祥求永貞也註曰告神之辭曰祝號者尊其者為美稱也又有男巫者春招弭以除疾病註曰招吉祥弭禍祟而疾病可除矣又有女祝者掌王后之内祭祀以時招禳禬禳之事註曰招以召祥禳以禦癘禬以除災害禳以弭變異四者所以除疾殃也以此觀之則巫祝之用雖先王大聖未始或廢蓋藉以宣誠悃通鬼神而消災害實亦先巫祝由之意也故其法至今流轉如時瘟骨鯁邪祟神志等疾間或取效然必其輕淺小疾乃可用之設果内有虛邪外有實邪苟舍正大之法而崇尚虛無鮮不僨事奈何末世好徒借神鬼為妖祥假符祝為欺誑今之人既不知祝由之法自有一種當用之處乃欲動輒

頼之信爲實然致有妄言禍福而惑亂人心者有禁止醫藥而坐失幾宜者有當息寒涼而悞吞符水者有作爲怪誕而蕩人神氣者本以治病而適以悞病本以去鬼而適以致鬼此亡之爲害未可枚舉其不爲奸巫所竊笑者幾希矣故曰拘於鬼神者不可與言至德又曰信巫不信醫一不治也吁人生於地懸命於天彼鬼神者以天地之至德一氣之良能而不得逆天命以禍福私人又焉得餙謟媚以祈禳免患尼父曰獲罪於天無所禱也又曰敬鬼神而遠之此則吾心之所謂祝由也苟有事於斯者幸鑑余之迂論

面鼻得冷則黑論

是酒皶鼻之義也○和名曰佐久呂鼻○方考云鼻赤如榴云云

諸陽聚於頭則面爲陽中之陽鼻居面中央而陽明起於額中一身之血運到面鼻到面鼻陽部皆爲至清至精之血矣

諸陽聚於頭 靈樞邪氣藏府病形篇云十二經脉三百六十五絡其血氣皆上于面○難經四十七難云人面獨能耐寒者何也然人面者諸陽之會也諸陰脉皆至頸胸中而還獨諸陽脉皆上至頭耳故令面耐寒也 陽明起於額中 經脉

篇云足陽明之脉起于鼻之交頞中旁納太陽之脉下循鼻外云云　註讀云足陽明受手陽明之交起于鼻之兩旁迎香穴上行而左右相交于頞中云云　頞鼻莖也山根爲頞

酒性喜行而喜升大熱而有峻急之毒多酒之人酒氣熏蒸面鼻得酒血爲極熱熱血得冷爲陰氣所搏汙濁凝結滯而不行宜其先爲紫而後爲黑色也

酒　靈樞論勇論云酒者水穀之精熟穀之液也其氣慓悍云云　類註云慓急也悍猛也愚

按酒爲水穀之液血爲水穀之精酒入中焦必求同類故先歸血分凡飲酒者身面皆赤即其徵也然血屬陰而性和酒屬陽而氣悍血欲静而酒動之血欲藏而酒亂之血無氣不行故血亂氣亦亂氣散血亦散擾亂一番而血氣能無耗損者未之有也

須用融化滯血使之得流滋生新血可以運化病乃可愈予爲酒製四物湯加炒片芩茯苓陳皮生甘草酒紅花生薑煎調五靈脂末飲之氣弱者加酒黄芪無有不應者

方者云是證也酖於酒者而後有之若不絶其酒而徒用其藥施薪救火何益於事

片芩 本綱釋名時珍曰宿芩乃舊根多中空外黄内黒即今所謂片芩○主治元素云涼心治肺中濕熱瀉肺火上逆療上熱目中腫赤瘀血壅盛上部積血云云

五靈脂 本綱禽部寒號蟲屎名五靈脂時珍曰五靈脂足厥陰肝經藥也氣味俱厚陰中之陰故入血分肝主血諸痛皆屬于木諸虫皆生于風故此藥能治血病散血和血而止諸痛云云

胎自墮論

赤水玄珠卷之十二護胎肮云凡婦人孕後當戒之在色不知自慎則慾動而子宮復開

豈惟多致半產漏下即生子亦多瘡毒夭傷何也由淫火爍胎也彼馬牛之類受胎後牡逼牝輙踶之使不得近謂之護胎何致有半產之事人惟多慾故往往不知護也產寶論及婦人科俱鈌此一欵余故悉載蘭雜記所載者潤色之如此

陽施陰化胎孕乃成血氣虛損不足榮養其胎自墮或勞怒傷情內火便動亦能墮胎推原其本皆因於熱火能消物造化自然病原乃謂風冷傷於子臟而墮此未得病情者也

陽施陰化 醫綱云精之泄陽之施也血能攝之陰之化也 孕 泰定養生云古人制字良有以也以婦人有身爲有孕之爲字謂乃子也 病原 病源候論也〇入門云巢元方隋人大業中爲太醫令撰病源五十卷不爲無見但言風寒二氣而不及濕熱之文後人不免遺議云云

予見賈氏婦但有孕至三個月左右必墮診其脉左手大而無力重取則濇知其少血也以其妙年只補中氣使血自榮時正初夏教以濃煎

白朮湯下黃芩末一錢服三四十貼遂得保全而生因而思之墮於內熱而虛者於理爲多曰熱曰虛當分輕重好生之工幸毋輕視

三個月左右 左右猶言前後也

妙年 文選求自試表云昔賈誼弱冠求試屬國請係單于之頸制其命終軍以妙年使越欲得長纓占其王羈致北闕云云○文選楊仲武誄一首子以妙年之秀注翰云妙少也○正傳丹溪方法下作少年

中氣 方考補中益氣湯之下飢困勞倦中氣虛弱者此方主之中氣者脾胃之氣也

白

术黄芩 本綱曰震亨云黄芩白术乃安胎聖藥俗以黄芩爲寒而不敢用盖不知胎孕宜清熱涼血血不妄行乃能養胎云云

○雜著云調理妊娠在清熱養血條實黄芩爲安胎聖藥清熱故也暑月宜加用之養胎全在脾胃譬猶鐘懸於梁梁軟則鐘下墜折則墮矣故白术補脾爲安胎君藥云云

好生 書大禹謨篇云罪疑惟輕功疑惟重與其殺不辜寧失不經好生之德洽于民心蔡沈註云其仁愛忠厚之至皆所謂好生之德也

難産論

世之難産者往往見於鬱悶安佚之人富貴奉養之家若貧賤辛苦者無有也方書止有瘦胎飲一論而其方爲湖陽公主作也實非極至之言何者見有此方其難自若

往往 史記註往往猶處處也○楚辭註同 安佚 孟子盡心下云四肢於安佚也性也有命焉○王篇佚余六切豫也 無有 纂要作少有王機作鮮有 方書 前漢書張蒼傳張蒼陽武人也秦時爲御史主柱下方書師古云四方書也○于此言方書者

醫方之
書也

瘦胎飲 婦人良方十六卷第三章滑胎枳殼
散瘦胎易産胡陽公主每産累日不
下南山道
士進此方 商州枳殼 貳兩 粉草 壹兩○右爲
細末百沸湯
點二錢服空心日三服凡懷孕六七箇月已
上服之令兒易生初生胎小微黑百日已後
肉漸變白此雖孫真人滑胎易産方然抑陽
降氣爲衆方之冠此分兩出必用方以此爲
正○瘦胎飲是也
枳殼散之義也 湖陽公主 少微通鑑東漢光
武傳云以宋弘爲
大司空湖陽公主新寡註湖陽公主光武之
姉鄧晨之妻也晨初喪故曰新寡也○初學

記十曰昔堯女有娥皇女英舜妹敤手舜女
有霄明燭光湯有帝乙歸妹周武王之女嫁
于陳故公主未有封邑之號至周中葉天子
嫁女于諸侯天子至尊不自主婚必使諸侯
同姓者主之始爲之公主秦代因之亦曰公
主史記云李斯男皆尚秦公主是也漢制帝
女爲公主帝姊妹爲長公主帝姑爲大長公
主後漢制皇女皆封縣公主儀服同蕃王其
尊崇者加號長公主諸王女皆封鄉亭公主
儀服同鄉亭侯自晋之後帝女依西漢曰公
主帝之姑姊並曰長公主自漢已來皆別置
弟舍府屬至隋省府屬神龍初又置府屬景
龍末復省〇事物紀原卷之一春秋指掌碎
玉曰天子嫁女秦漢以來使二公主之故呼

公主也云云

自若

蒙求軻親斷機云云古列女傳云云孟子既學而歸孟母問學所至孟子曰自若也○前漢書列傳三十四師古註自若者言如其常無所廢損也○漢書註自若如故也

予族妹若於難產後遇胎孕則觸而去之余甚憫焉視其形肥而勤於針指攝思旬日忽自悟曰此正與湖陽公主相反彼奉養之人其氣必實耗其氣使和平故易產今形肥知其氣虛久

坐知其不運而其氣愈弱久坐胞胎因毋氣不能自運耳當補其母之氣則兒健而易產今其有孕至五六箇月遂於大全方紫蘇飲加補氣藥與十數貼因得男而甚快後遂以此方隨母之形色性禀參以時令加減與之無不應者因名其方曰大達生散

勤於針指（王機類案等皆作勤於女工）和平（詩小序婦人和平則樂有子）

大全方 婦人大全良方也宋陳自明著之○源流云自明字良甫臨川人宋理宗嘉熙中為建康府明道書院醫諭著婦人良方及管見良方又有外科精要云云

紫蘇飲 大腹皮 川芎 白芍 陳皮 紫蘇 當歸 人參 甘草

大達生散 續醫説卷之五云古人湯散命名必有取義如催生方名為達音號生散何也羊初生曰達羊子易生無留難也故取其易生而無迍難之義詩經生民篇云誕彌厥月先生如達是也○方考達生散下詩云誕彌厥月先生如達朱子曰先生首生也

達小羊也羊子易生而無留難故昔醫以此方名之然難產之故多是氣血虛弱榮衛澁滯使然是方也人參白朮甘草益其氣當歸芍藥益其血紫蘇腹皮陳皮流其滯氣血不虛不滯則其產也猶之達矣

○正傳達生散之加減云右細切作一服外入黃楊腦七箇若食少胎瘦不須用葱五葉夏加黃芩黃連五味子春加川芎防風秋加澤瀉冬加砂仁或遍加枳殼砂仁胎動不安加金銀三五錢野苧麻根一錢氣上逼心加紫蘇地黃性急加紫胡多怒或加黃芩佐之食少加砂仁神麹渇加麥門冬黃芩能食倍加黃楊腦此藥能瘦胎不長有痰加半夏黃芩○本綱黃楊木下主治婦人難產入達生散中用云云○多

識云豆計俗所爲椰木是也

難產胞損淋瀝論

常見尿胞因收生者不謹以致破損而得淋瀝病遂爲癈疾

常醫綱作嘗尿胞靈樞五味論類註愚按陰陽別論有云女子胞者氣厥論有云胞移熱於膀胱者五音五味篇有云衝脈任脈皆起於胞中者凡此胞字皆音包乃以子宮爲言也此節云膀胱之胞者其音拋以溲脬爲言也蓋胞音有二而字則相同恐人難

辨故在本篇特加膀胱二字以明此非子宮正欲辨其疑似耳奈何後人不解其意俱讀爲包反因經語遂認膀胱與胞爲一物故在類纂則曰膀胱者胞之室王安道則曰膀胱爲津液之府又有胞居膀胱之室之説甚屬不經夫脬即膀胱膀胱即脬也焉得復有一物耶致貽後學之疑莫知所辨皆見之不眞耳知者當詳察之

淋瀝

淋非淋病之義猶言似淋病也瀝餘瀝也○胤産全書云婦人産蓐産理不順致傷膀胱遺尿無禁或因收生不謹損破尿脬致患此疾

一月有徐姓婦壯年得此因思肌肉破傷在外

者且可補完胞雖在腹恐亦可治遂診其脉虛甚曰難産之由多是氣虛難産之後血氣尤虛試與峻補因以參朮爲君芎歸爲臣桃仁陳皮黄芪茯苓爲佐而煎以猪羊胞中湯極飢時飲之但劑率用一兩至一月而安蓋是氣血驟長其胞自完恐稍遲緩亦難成功

虛甚曰曰字類按作蓋玉機作因悟曰多是氣虛類案作多是氣血虛

猪羊胞中湯　正傳云以猪羊脬煎湯熬藥汁極飢時飲之。本編豕脬下發明云補腎虛勞損諸病有腎瀝湯方甚多皆用猪羊腎煮湯煎藥俱是引導之意也

胎婦轉胞病論

轉胞病胎婦之禀受弱者憂悶多者性急躁者食味厚者大率有之古方皆用滑利疎導藥鮮有應效因思胞爲胎所墮展在一邊胞系了戾不通耳胎若舉起懸在中央胞系得疎水道自

行然胎之墜下必有其由

金匱要略下婦人雜門云婦人病飲食如故煩熱不得臥而反倚息者何也師曰此名轉胞不能溺也以胞系了戾故致此病但利小便則愈云云

轉胞音拋下同

一日吳宅寵人患此脉之兩手似濇重取則弦然左手稍和余曰此得之憂患濇為血少氣多弦為有飲血少則胞弱而不能自舉氣多有飲中焦不清而溢則胞之所避而就下故墜遂以

四物湯加參朮半夏陳皮生甘草生薑空心飲
隨以指探喉中吐出藥汁俟少頃氣定又與一
貼次早亦然如是與八貼而安
胞肙 正傳作胎肙 溢 正傳玉機 胞之所 胎胞
胞音包下同 作監字 也所
上声夏所 吐出藥汁 方考二三合湯探吐法下
也非助語 妊娠轉胞不得小便者
此湯服之探吐數日愈〇胞非轉也由孕婦
中氣怯弱不能舉胎胎壓其胞胞繫了戾而
小便不通耳故用二陳四物四君子三合煎
湯而探吐之所以升提其氣上竅通而下竅

自利也

此法未爲的確恐偶中耳後又歷用數人亦効未知果如何耶仲景云婦人本肥盛且舉自滿全羸瘦且舉空減胞系了戾亦致胞轉其義未詳必有能知之者

恐　類按作此方疑偶中後屢用皆效〇史記發字例恐曲用切疑也

且舉　正傳纂要類案玉機共作頭舉

全羸　正傳玉機作今羸

乳硬論

乳房陽明所經乳頭厥陰所屬乳子之母不知調養忿怒所逆鬱悶所遏厚味所釀以致厥陰之氣不行故竅不得通而汁不得出陽明之血沸騰故熱甚而化膿亦有所乳之子膈有滯痰口氣焮熱含乳而睡熱氣所吹遂生結核

陽明所經　靈樞經脉篇云胃足陽明之脉云云其直者從缺盆下乳內廉下挾臍

入氣街中〇經
平聲經過也

厥陰所屬

經脉篇云足厥陰
之脉起于太指叢
毛之際云云過陰器抵小腹挾胃屬肝絡膽上
貫膈布脇肋云云　類註云自期門上貫膈行足
太陰食竇之外太包之裏散布脇肋上足少
陽淵腋手太陰雲門之下足厥陰經穴止於
此〇經脉篇十四經發揮等乳
頭屬厥陰之說無之未詳也

於初起時便須忍痛揉令稍軟吮令汁透自可
消散失此不治必成癰癤治法疏厥陰之滯以
靑皮淸陽明之熱細研石膏行汙濁之血以生

甘草之節消腫導毒以瓜蔞子或加没藥青橘葉皂角刺金銀花當歸或湯或散或加減隨意消息然須以少酒佐之若加以艾火兩三壯於腫處其效尤捷

青皮　本綱發明元素曰青橘皮氣味俱厚沉而降陰也入厥陰少陽經治肝膽之病○杲曰青皮乃足厥陰引經之藥能引食入太陰之倉破滯削堅皆治在下之病有滯氣則破滯氣无滯氣則損真氣

石膏　本綱發明元素曰石膏性寒味辛而淡氣味俱

薄乃陽明經大寒之藥善治本經頭痛牙痛止消渴中暑潮熱然能寒胃冷人不食非腹有極熱者不宜輕用

甘草節 入門云甘草節生用消腫云云

瓜蔞子 本綱主治時珍云潤肺燥降火治欬嗽滌痰結利咽喉止消渴利大腸消癰腫瘡毒

沒藥 本綱主治時珍云散血消腫定痛生肌

青橘葉 同主治震亨云導胸膈逆氣入厥陰行肝氣消腫散毒乳癰脇痛用之行經

皂角刺 同主治時珍云治癰腫妬乳云云○震亨曰能引至癰疽潰處甚驗

金銀花 同主治時珍云治諸腫毒癰疽疥癬楊梅諸惡瘡散熱解毒又發明云云忍冬葉及花功用皆同云云

消息 傷寒論卷

二十八

之二云醫人又不依次第而治之則不中病皆宜臨時消息制方無不效也○刊語附錄機案消息謂詳細審察也

壯

陸佃埤雅卷之十七云醫用艾灸一灼謂之一壯者以壯人為法其言若干壯謂壯人當依此數老幼羸弱量力減之

彼傭工喜於自衒便矜針力引惹掐痛良可哀憫若夫不得於夫不得於舅姑憂怒鬱悶昕夕積累脾氣消阻肝氣橫逆遂成隱核如大棊子不痛不痒數十年後方為瘡陷名曰妳岩以其

瘡形嵌凹似岩穴也不可治矣

庸工 庸與慵人庸同○家語五儀解云孔子曰所謂庸人者心不存慎終之規口不吐訓格之言不擇賢以託其身不力行以自定見小闇大而不知所務從物如流不知其所執此則庸人也○正傳纂要並作粗工

衒 玉篇云行自賣也

惹 玉篇云尒者切引也亂也

若夫 助語辭云欲指別事別意別名件入此文中故以此轉喚起○舅姑見于前也

昕 韻會云且明日將出也

消阻 阻限廣韻隔也一本作沮生氣通天論類註沮壞也

橫逆 孟子離婁下其待我以橫逆註橫逆謂強暴不順理也

姉

玉篇云乃第切毋也女嬔切乳也 嵌 韻會云丘銜切音與巖同嵌岩山險貌

若於始生之際便能消釋病根使心清神安然後施之以治法亦有可安之理予族姪婦年十八時曾得此病察其形脉稍實但性急躁伉儷自諧所難者後姑耳遂以本草單方青皮湯間以加減四物湯行以經絡之劑兩月而安

消釋 禮記月令云時雪不降冰凍消釋云云 伉儷 左傳成公十一年傳云卻

孿來聘求婦於聲伯聲伯奪施氏婦以與之婦人曰鳥獸猶不失儷 註 儷耦也○又曰婦人怒曰已不能庇其伉儷而亡之 註 伉敵也○書言故事云賀人娶妻曰樂諧伉儷左齊侯請繼室于晉韓宣子使叔向對曰寡君未有伉儷 註 伉儷匹偶也君有辱命惠莫大焉

諧 玉篇合也調也偶也

本草單方青皮湯 單方之義見于前○入門單青皮湯青皮四錢水煎日一服治婦人冬積憂鬱乳房內有核如鼈棊子一方用陳皮去白炒爲末入麝香少許每二錢酒調服初發赤腫痛不可忍一服即散已潰及外吹妳亦效

受胎論

成胎以精血之後先分男女者褚澄之論愚切惑焉後閱李東垣之方有曰經水斷後一二日血海始淨精勝其血感者成男四五日後血脉已旺精不勝血感者成女此確論也

精血之後先 褚氏遺書受形部云男女之合二情交暢陰血先至陽精後衝血開裹精精入為骨而男形成矣陽精先入陰血後參精開裹血血入居本而女形成矣

褚澄醫說卷之一云褚澄齊尚書吳郡太守字彥通雅有才量博好經方善醫術診處工候究盡其疾病療之無貴賤皆先審其苦樂榮悴鄉壤風俗水土所宜氣血強弱然後裁方用藥至於寡婦僧尼必有異乎妻妾之療○源流云齊光祿大夫褚澄仕至尚書建平孝王妃姬等皆麗無子擇良家未笄女入御又無子知澄善醫問曰求男有道乎澄對曰合男女必當其年男雖十六而精通必三十而娶女雖十四而天癸至必二十而嫁皆欲陰陽完實然後交合則交而孕孕而育育而為子堅壯強壽今未笄之女天癸始至已近男色陰氣早洩未完而傷未實而動是以交而不孕孕而不育育而子脆不壽此王

之所以無子也太王誠能試未多男婦人媒至宮府有男之道也王曰善未再春生六男

○續醫說卷之九云褚氏遺書云男女之合云云昔俞石澗席上腐談記澄江郭伯英試行此法連得六女伯英憮然月吾爲褚氏所誤矣云云

李東垣蘭室秘藏卷之六云夫人之始生也血海始淨一日二日精勝其血則爲男子三日四日五日血脉已旺精不勝其血則爲女子云云

易曰乾道成男坤道成女夫乾坤陰陽之情性也左右陰陽之道路也男女陰陽之儀象也父

精毋血因感而會精之施也血能攝精成其子此萬物資始於乾元也血成其胞此萬物資生於坤元也

易曰 上繫辭云乾道成男坤道成女朱氏曰天地父母亦喚是一理乾道成男坤道成女則凡天下之男皆乾之氣天下之女皆坤之氣從這裏便徹上徹下即是一箇氣都透了

乾坤陰陽之性情 乾卦傳云乾者天也天者天之形體乾者天之性情乾健也健而无息之謂乾夫天專言之則道也天且不違是也分而言之則以形體

謂之天以主宰謂之帝以功用謂之鬼神以妙用謂之神以性情謂之乾乾者萬物之始故爲天爲陽爲父爲君云云○朱子曰性情二者常相參有性便有情有情便有性火之性情則熱水之性情則寒天之性情則健健之體爲性健之用是情惟是健所以不息

左右陰陽之道路也 陰陽應象大論云陰陽者氣血之男女也左右者陰陽之道路也次註云陰陽間氣左右循環故左右爲陰陽道路也 新校正云詳間氣之說具六微旨大論中楊上善曰陰氣右行陽氣左行謂此也 註證云萬物生于陽成于陰而自人言之血爲陰氣爲陽故男爲陽而不專有氣且有血陽中有陰也女爲陰而不

專有血且有氣陰中有陽也則陰陽在人即有血有氣之男女也乾元易太全云乾元者天陽一元之氣亦如人之元氣也人知萬物之生於地而不知天以乾元之氣爲之始亦不知人之生於母而不知資始於父之氣也始之於未生之前生之於有始之後云云

陰陽交媾胎孕乃凝所藏之處名曰子宮一系在下上有兩歧一達於左一達於右精勝其血則陽爲之主受氣於左子宮而男形成精不勝血則陰爲之主受氣右子宮而女形成

格致餘論疏鈔　卷五　三十三

一達於了　時珍云聖濟經言因氣而左動陽資之則成男因氣而右動陰資之則成女丹溪朱震亨乃非褚氏而是東垣主聖濟左右之說而立論歸于子宫左右之系云云〇可參考本綱五十二人傀部

或曰分男分女吾知之矣男不可爲父女不可爲母與男女之兼形者又若何而分之耶余曰男不可爲父得陽氣之虧者也女不可爲母得陰氣之塞者也兼形者由陰爲駁氣所乘而成

其類不一以女函男有二則遇男爲妻遇女爲夫一則可妻而不可夫其有女具男之全者此又駁之甚者

男不可爲父 醫綱云於男於女吾知之矣其有雙胎者將何如曰精氣有餘岐而分之血因分而攝之故也若夫男女同孕者剛日陽時柔日陰時感則陰陽混雜不屬左不屬右受氣於兩岐之間者也亦有三胎四胎五胎六胎者猶是而已○醫綱置此數語於上而此段所謂或曰云云之語有之又無一則可妻而不可夫下八字而又

作有下爲女体上具男形駁氣雜氣也玉篇云駁布角切馬色不純也遇男爲妻輟耕錄卅八云惠帝時京洛有人兼男女体亦能兩用人道而性尤婬亂也此亂氣所生也○時珍曰變者体兼男女俗名二形晉書以爲亂氣所生謂之人痾其類有三有値男即女値女即男者有半月陰半月陽者有可妻不可夫者此皆具体而無用者也云云

或曰駁氣所乘獨見於陰而所乘之形又若是之不同邪予曰陰體虚駁氣易於乘也駁氣所

兼陰陽相混無所爲主不可屬左不可屬右受氣於兩歧之間隨所得驟氣之輕重而成形故所兼之形有不可得而同也

醫綱云右丹溪此論極造精微發前人之未發是知男女之分已定於萬物資始乾元之際陰陽交姤之時昧者不悟是理妄有轉女爲男之法誠惑矣夫萬物皆資始於乾元獨男女之分不資始於乾元乎

○上古天真論類註愚按北齊褚澄曰云云啓玄子曰男女有陰陽之質不同天癸則精血之形亦異故自後醫家皆宗其說而近者

玄臺馬氏曰男女之精皆可以天癸稱今王註以女子之天癸爲血則男子之天癸亦爲血耶易曰男女構精萬物化生故交構之時各有其精而行經之時方有其血未聞交構之時可以血言廣嗣諸書皆言精裹血血裹精者亦非此馬氏之說誠是也又按李東垣曰經水斷後云云 朱丹溪曰夫乾坤陰陽之精也左右陰陽之道路也云云 若此諸說不同未必皆爲確論然以愚見亦有謂焉如王氏以精血爲天癸並以經文言女子之血男子之精皆隨天癸而至故也此雖未得其眞而其義猶不相遠至於楮氏之說則必所云不然云云 此不知丹家以陽精爲天壬陰精爲地癸者爲癸云云 雖然此固一說也

但亦游戯耶云云若丹溪以左右者陰陽之道路一句為論乃指既受之後為言而亦未明其所以然且左右者言陰陽升降之理豈此兩岐之謂尤屬太奇若必欲得其實理則乾道成男坤道成女陽勝陰者為男陰勝陽者為女此為不易之至論云云

人迎氣口論

脉經卷一脉法讚云左為人迎右為氣口○靈樞四時氣篇云氣口候陰人迎候陽○禁服篇云氣口主中人迎主外○五色篇云人迎盛緊者傷於寒氣口盛緊者傷於食○素問陰陽別論次註云人迎脉在結喉兩旁一寸五分氣口脉在手魚際之後一寸兩者相

應俱徃俱來若引繩大小齊等者曰平人○

素問五藏別論類註云愚按氣口寸口脈口之義乃統兩手而言非獨指右手爲氣口也如經脈篇曰手太陰之脈入寸口上循魚際又曰經脈者常不可見也其虛實也以氣口知之經筋篇曰云云經脈別論曰云云平人氣象論曰云云小鍼解曰云云難經曰云云諸如此者豈獨指右手爲言耶而王叔和未詳經旨突謂左爲人迎右爲氣口左手寸口人迎以前右手寸口氣口以前等說自晉及今以訛傳訛莫可解救甚至以左候表以右候裏無稽之言其謬爲甚夫肝心居左豈不可以爲裏腸胃在右豈不可以言表如仲景爲傷寒之祖但曰大浮數滑動者此名陽也

沉濇弱絃微者此名陰也又曰表有病者脉當浮而大裏有病者脉當沉而細又如其上取寸口太陰脉也下取趺陽陽明脉也是皆陰陽表裏之謂初未聞以左爲人迎而候表右爲氣口而候裏云云　云凡今之習說者但見左強便曰外感而攻其表但見右盛便曰內傷而攻其裏亦焉知藏氣有不齊脉候有稟賦或左脉素大於右或右脉素大於左孰者爲常孰者爲變或於偏弱中略見有力已隱蓄虛之實或於偏盛中稍覺無神便是實中之虛設不知此而孰欲以左右分表裏豈左無裏而右無表乎故每致攻伐無過顛倒陰陽非惟大失經旨而遺害於人不小無怪乎脉之日難也此不可不得不爲辨正〇兩按云云

脉法乃扯人迎於左手而分氣口於右手不
知何據何見而云然愚初惑之未敢遽辨及
見綱目之釋人迎氣口者亦云人迎在結喉
兩旁足陽明之脉也又見龐安常論脉曰何
謂人迎喉旁取之近見徐東臯曰脉經謂左
手關前一分爲人迎誤也若此數君者已覺
吾之先覺矣茲特引而正之嗚呼夫一言之
謬遺誤千古成心授受何時復正哉立言者
可不知
所愼乎

六陽六陰脉分屬左右手心小腸肝膽腎膀胱
在左主血肺大腸脾胃命門三焦在右主氣男

以氣成胎故氣爲之主女以血成胎故血爲之主若男子久病氣口克於人迎者有胃氣也病雖重可治女子久病人迎克於氣口者有胃氣也病雖重可治反此者逆或曰人迎在左氣口在右男女所同不易之位也脉法讚曰左大順男右大順女何子言之悖耶曰脉經一部王叔和諄諄於教醫者此左右手以醫者爲主而言

君子於病者奚止千里之謬

左大順男｜ 脈經卷之一脈法贊云肝心出左脾肺出右腎與命門俱出尺部魂魄穀神皆見寸口左主司官右主司府左大順男右大順女云云○醫綱云丹溪以左大順男右大順女爲醫人之左右手蓋智者之一失也○續醫說卷之一云丹溪醫之聖者也其爲格致餘論一書超過于古奚容輕議然沉潛反覆竊有疑者爲論也左大順男右大順女之說丹溪獨指氣血之陰陽反遺脈位之陰陽乃以醫人之左右手立論有疑經旨云云

王叔和 古今醫統卷之一云晉王叔和高平人爲太醫令博學經

方尤精診候洞識攝養之道通曉療病之機採撫群論撰成脉經十卷編次張仲景方論三十六卷背乎脉經誤以小大腸配心肺之候致有高陽生脉訣論書竊名誑天下之蒼生者此其由也

千里之謬　前漢東方朔傳云正其本萬事理失之毫釐差以千里〇禮記經解云易曰君子慎始差若毫釐繆以千里此之謂也

春宣論

春蠢也陽氣升浮草木萌芽蠢然而動前哲謂春時人氣在頭有病宜吐

春 禮記鄉飲酒義曰春之爲言蠢也產萬物者聖也註蠢者物生動之貌云云 前

哲謂 素問金匱真言論云春氣者病在頭夏氣者病在藏云云

又曰傷寒大法春宜吐宜之爲言揚也謂吐之

法自上出也今之世俗往往有瘡瘍者脇滿者

蟲積以爲不於春時宣瀉以毒藥不可愈也

又曰 傷寒論卷之八云大法春宜吐註春時陽氣在上邪氣亦在上故宜吐○辨疑

云今人春宜作下法予考之非也春乃清陽

之所升人病在頭故宜吐之所以升因升用

此為正治。但胸中滿悶停食宿痰上壅積熱中脘鬱鬱而痛，皆宜吐之。其有胎婦人氣虛氣短，切宜慎之。余每見宣法誤作下劑，訛矣。○儒門事親一七方十劑繩墨訂所謂宣劑者，俚人皆以宣為瀉劑，抑不知十劑之中已有瀉劑。又有言宣為通者，抑不知十劑之中已有通劑。舉世皆曰春宜宣，以為下奪之藥。仲景曰傷寒大法春宜吐，以春則人病在頭故也。

宣之為言揚也

論語學而註云學之為言效也。大全云吳氏程曰為言言詞也，謂此字之詞即彼字之義也。釋經之例，凡曰某某也皆正訓也，有曰某者某也、某猶某也，皆本非正訓而借彼明此者也。如政者正也，而又曰政猶正也，政之

云云

爲言正也其意只一般

醫者遂用牽牛巴豆大黄枳殼防風輩爲丸名之曰春宜丸於二月三月服之得下利而止於初瀉之時臟腑得通時暫輕快不知氣升在上則在下之陰甚弱而用利藥戕賊其陰其害何可勝言況仲景用承氣湯等下藥必有大滿大實堅有燥屎轉失氣下逼迫而無表證者方行

此法可下之證未悉具猶須遲以待之泄利之藥其可輕試乎

寶鑑云世傳宣藥以牽牛大黃之類或丸或散自立春後無病人服之輙下數行云人於冬月厚衣煖食又近於火致積熱於內春初若不宣泄必生熱疾云云又曰春服宣藥者自軒岐而下歷代明醫俱無此說世多雷同莫革其弊深可痛哉

仲景用美氣

傷寒論卷之五云陽明病潮熱大便微鞕者可與大美氣湯不鞕者不與之若不大便六七日恐有燥屎欲知之法少與小美氣湯湯入腹中轉失氣者此有燥屎乃可

攻之若不轉失氣者此但初頭鞕後必溏不可攻之攻之必脹滿不能食也欲飲水者與水則噦其後發熱者必大便復鞕而少也以小承氣湯和之不轉失氣者愼不可攻也○續醫說卷之三云張長沙用大承氣湯必轉失氣則可服此失字之義其意何也曰仲景云傷寒潮熱大便六七日不行先服小承氣湯若腹中轉失氣此有燥糞方服大承氣湯蓋轉失氣是下焦泄氣俗云去屁也考之篇韻屎矢通用竊恐傳寫之誤矢爲失耳宜從轉矢氣爲是且文理頗順若以失字則於義爲難訓 醫學全書

余侗考形肥骨瘦味厚性沉五十歲輕於聽信

忽於三月半贖春宣丸一貼服之下兩三行每年率以爲常至五十三歲時七月初炎熱之甚無病暴死此豈非妄認春宣爲春瀉而致禍耶自上召下曰宣宣之一字吐也明矣張子和先生已詳論之昔賢豈妄言哉詳之審訂無疑後之死者又有數人愚故表而出之以爲後人之戒

伯考字義見于序之鈔**暴死**方考暴死門云人本陰虛則陽獨治復遇暑途則陽易亢加之飢困勞倦則陰益虧所以暴仆昏絕者一則陰虛而孤陽欲脫一則暑邪乘虛而犯神明之府也云云**張子和**傳見于本論之鈔**詳之審訂**詳之者詳於先賢之論也審訂者審訂於宜之一字也

醇酒宜冷飲論

續醫說卷之一云格致餘論云云醇酒宜冷飲之論吾見世人飲熱酒者亦無恙飲冷酒者雖感暑者亦致病焉云云

醇酒之性大熱有大毒清香美味既適於口行氣和血亦宜於體由是飲者不自覺其過於多也不思肺屬金性畏火其體脆其位高爲氣之主腎之母木之夫酒下咽膈肺先受之若是醇者理宜冷飲過於肺入於胃然後漸溫肺先得溫中之寒可以補氣一益也次得寒中之溫可以養胃二益也冷酒行遲傳化以漸不可恣飲

三益也

醇 本編酒釋名云飲膳標題云酒之清者曰醸酘者曰醠厚曰醇薄曰醨重醸曰酎一宿曰醴美曰醑赤醴曰醍紅曰醞緑曰醽白曰醝○玉篇云醇時均切粹也不澆酒○禮部云醇音淳厚也○宗奭曰戰國策云帝女儀狄造酒進之禹說文云少康造酒即杜康也然本草已著酒名素問亦有酒漿則酒自黄帝始非儀狄也

其體脆 難經四十九本義云肺主皮毛而在上是爲嫩藏故形寒飲冷則傷肺云云○嫩小弱也

氣之主 五藏生成篇云諸氣者皆屬于肺云云

古人終日百拜不過三爵既無酒病亦免酒禍今余稽之於禮經則曰飲齊視冬時飲齊酒也視猶比也冬時寒也參之內經則曰熱因寒用厥旨深矣今則不然不顧受傷只圖取快蓋熱飲有三樂存焉膈滯通快喉舌辛美盃行可多不知酒性喜升氣必隨之痰鬱於上溺澀於下肺受賊邪金體必燥恣飲寒涼其熱內鬱肺氣

得熱必大傷耗

百拜不過三爵 楊子脩身篇云賓主百拜而酒三行云云 ○ 禮玉藻云君子之飲酒也受一爵而色洒如也二爵而言言斯禮已三爵而油油以退云云

無酒病 程氏遺書巳集十二云一日置酒伊川曰飲酒不妨但不可過惟酒無量不及亂聖人豈有作亂者卑但恐亂其氣血致病或言語錯顛容貌傾

酒禍 禮樂記云賓主百拜終日飲酒而不得醉焉此先王之所以備酒禍也 頭注云按今鄉飲酒之禮是一獻無百拜此云百拜喩多也

禮經 禮記內則云凡食齊視春時羹齊視夏時醬齊視秋

時飲齊視冬時鄭云飯宜溫羹宜熱醬宜涼
飲宜寒也疏云飲齊則水漿醴涼之類也集
註齊去聲○韻會齊韻才詣切和也禮記少
儀凡齊註云謂食羹醬飲有齊和者也疏云
謂以鹽梅齊和之法**內經**至眞要大論云寒因熱用熱因寒用云云次註云醇酒冷
飲則其類也矣是則以熱因寒用也**旨**書說命篇云王曰旨哉註旨美也古人於飲食
之美者必以旨言之蓋有味其旨言也

其始也病淺或嘔吐或自汗或瘡痍或鼻衂或
自泄或心脾痛尚可發散去之若其久也爲病

深矣爲消爲渴爲内疽爲肺痿爲内痔爲鼓脹爲失明爲喘哮爲勞嗽爲癲癇亦爲難明之病倘非具眼未易處治可不謹乎或曰人言一盞冷酒須二盞血乃得行酒不可冷飲明矣余曰此齊東之語耳令參之於經證之以理發之爲規戒子以爲迂耶

嘔吐醫鑑云夫嘔吐者飲食入胃而復逆出也〇正傳曰嘔者陽明也陽明多血多

氣故有聲有物氣血俱病也吐若太陽也太陽多血少氣故有物無聲血病也

自汗 奇効良方云自汗如自然之自○丹臺玉案云自汗者無時無醒自然濡濕故有自汗名

鼻查 醫綱二十七酒齇鼻條云面鼻紫赤

爲 刺癮疹俗呼肺風以肺病在皮膚也

消爲渴 素問通評虛實論類註愚按云消癉消中者即後世所謂三消證也凡多飲而渴不止者爲上消是丹溪所謂消穀善饑者爲中消是亦所謂爲消者也○入門云消者燒也如火烹燒物理者也

內疽 肺疽及腸癰之類

肺痿 素問痿論云肺主身之皮毛故肺熱葉焦則皮毛虛弱急薄著則生痿躄也類註云肺痿者皮毛痿也

內痔

或曰醫方大成痔漏門所謂或藏熱肛門之內者俗是曰內痔也○心法云腸內結核有血寒熱往來登圊脫肛曰腸痔愚思之如曰以腸內之腸字而腸痔也然則以內字是亦當謂內痔也丹溪所謂內痔者蓋斯言之乎○鼓脹見于本論

爲失明 明眼也○禮記檀弓上云子夏喪其子而喪其明云云

喘吼 正傳云大抵哮以聲響名喘以氣息言夫喘息喉中如水雞聲者謂之吼氣促而連屬不能以息者謂之喘

勞嗽 虛勞咳嗽也是則今言勞咳之義○癲癇見于前

人言 論語子路篇人之言曰為君難註云當時有此言也

齊東之語 孟子萬章上云此非君子之言齊東野人之語

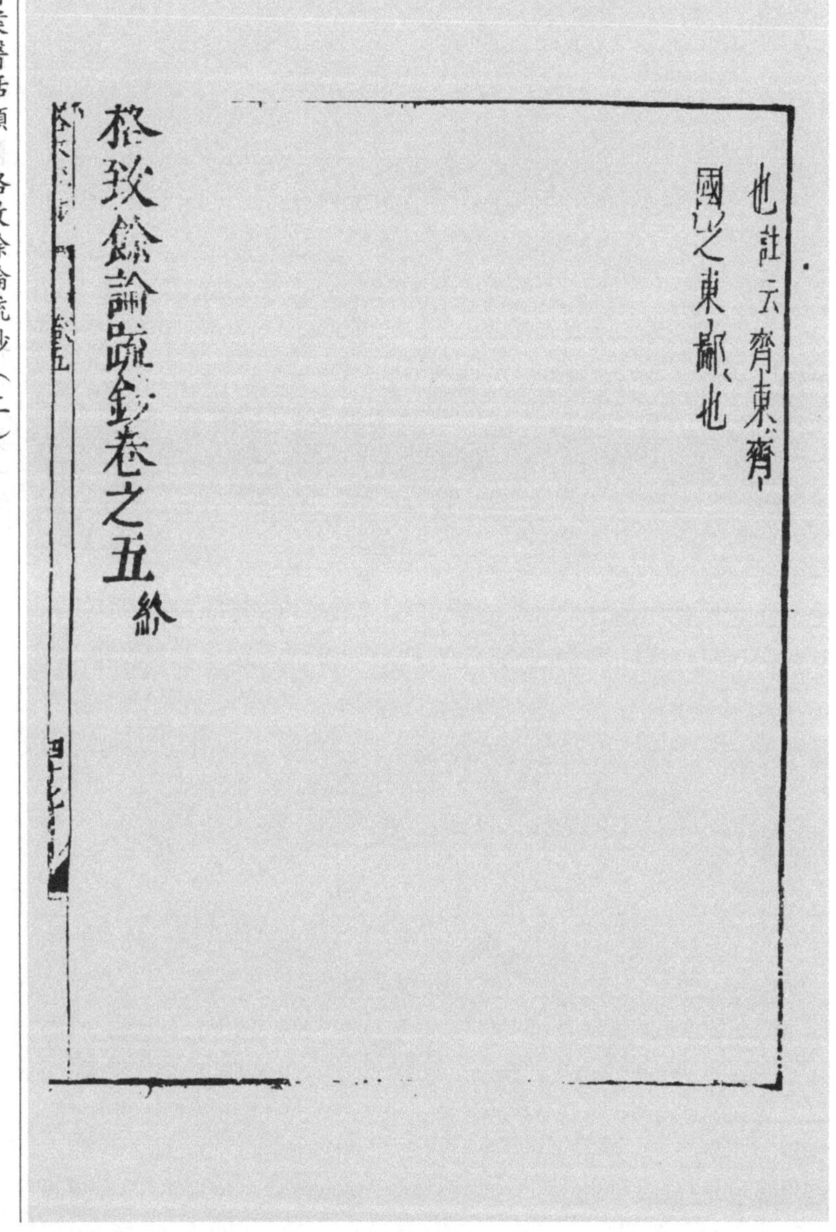

也註云齊東齊

國之東鄙也

格致餘論疏鈔卷之五終

格致餘論疏鈔卷之六

癰疽當分經絡論

靈樞癰疽篇云黃帝曰夫子言癰疽何以別之岐伯曰榮衛稽留于經脉之中則血泣而不行不行則衛氣從之而不通壅遏而不得行故熱大熱不止熱勝則肉腐腐則爲膿然不能陷骨髓不爲焦枯五藏不爲傷故命曰癰黃帝曰何謂疽岐伯曰熱氣淳盛下陷肌膚筋髓枯內連五臟血氣竭當其癰下筋骨良肉皆無餘故命曰疽疽者上之皮夭以堅上如牛領之皮癰者其皮上薄以澤此其候也○王案云癰者壅之義也氣血爲毒所壅

瘀而不行故發爲癰疽者沮之義也氣血爲毒所阻滯而不行故發而爲疽○原病式云癰淺而大也疽深而惡也○外科集驗方云癰者大而高起屬乎陽六腑之氣所生也疽者平而內發屬乎陰五藏之氣所成也○醫綱云癰高而薄澤其病在外疽平而大堅其病徹心○正傳云浮露而淺者爲癰宜外消藏伏而深者爲疽宜內托千古不易之定論也

六陽經六陰經之分布周身有多氣少血者有少氣多血者有多氣多血者不可一槩論也

氣血多少　靈樞五音五味篇云夫人之常數太陽常多血少氣少陽常多氣少

血陽明常多血多氣厥陰常多氣少血少陰常多血少氣太陰常多血少氣此天之常數也○九鍼論云陽明多血多氣太陽多血少氣少陽多氣少血太陰多血少氣厥陰多血少氣少陰多氣少血云云○素問血氣形志篇云夫人之常數太陽常多血少氣少陽常少血多氣陽明常多氣多血少陰常少血多氣厥陰常多血少氣太陰常多氣少血此天之常數　類註云按兩經言血氣之數者凡三各有不同如五音五味篇三陽經與此皆相同三陰經與此皆相反又如九鍼論諸經與此皆同惟太陰下經云多血少氣與此相反須知靈樞多誤當以此篇為正觀末節出氣出血之文與此正合無差可知矣○内經要

肯經度篇註云人身之經絡氣血多少與天道寒熱盛衰相應氣爲陽而配乎熱血爲陰而配乎寒夫太陽爲天之六氣斯時天氣寒盛而熱衰應人手足太陽二經多血而少氣少陽爲天之三氣斯時天氣熱盛而寒衰應人手足少陽二經少血而多氣陽明爲天之五氣斯時天氣先熱而後寒應人手足陽明二經多氣而多血少陰爲天之二氣斯時天氣寒少而熱多應人手足少陰二經少血而多氣厥陰爲天之初氣斯時寒盛而熱衰應人手足厥陰二經多血而少氣太陰爲天之四氣斯時天氣熱盛而寒衰應人手足大陰二經多氣而少血故曰天之常數云爾

一槩　楚辭卷之四云一槩相量集註云槩平斗

斛木也〇一槩論

言一偏之見解也

若夫要害處近虚怯薄處前哲已曾論及惟分經之言未聞也何則諸經惟少陽厥陰之生癰疽理宜預防以其多氣少血其血本少肌肉難長瘡久未合必成死證其有不思本經少血遽用驅毒利藥以伐其陰分之血禍不旋踵矣請述一二成敗之迹以告來者

要害處

素問刺禁論云黄帝問曰願聞禁數岐伯對曰藏有要害不可不察　類註云要害言各有所要亦各有所害當詳察也

○醫綱云通診癰疽要害部分靈樞寒熱病篇曰五藏身有五部伏兎一腓二腓者腨也背三五藏俞四項五此五部有癰疽者死王海藏曰腦髭鬢頤四處亦爲癰疽必死之處劉涓子曰不可患癰疽者七處眼後虚處頤接骨處陰根根上毛間胯與尻骨接處耳門前後車骨接處諸因小腹風水所成癰疽頷骨下近耳後虚處鼻骨中並能害人但以諸法療之或有得瘥唯眼後虚處最險云云

○前漢書列傳六十五西南夷傳注師古曰要害在我爲要於敵爲害也

預防

易既

濟象曰水在火上既濟君子以思患而預防之傳云水火既交各得其用爲既濟時當既濟惟慮患害之生故思而預防使不至於患也自古天下既濟致禍亂者蓋不能思患而預防也

告來者　論語微子篇曰往者不可諫來者猶可追

余從叔父平生多慮質弱神勞年近五十忽左膊外側廉上起一小紅腫大約如栗子視之曰愼勿輕視且生與人參大料作湯得二三斤爲好人未之信謾進小貼數服未解而止旬餘值

大風抜木瘡上起一道紅如線繞至背胛直抵右肋予曰必大科人参少加當歸川芎陳皮白术等補劑與之後與此方兩閱月而安

從叔父　月記故事云父之伯叔曰從祖父曰祖伯父祖叔父

平生　論語憲問篇曰久要不忘平生之言注云平生平日也

左膊　靈樞經脉篇類經臑字注膊之内側上至腋下至肘嫩耎白肉曰臑○然則肩下肘上曰膊乎○十四經注云肩後之下爲肩髆

大約　韻府大率爲大約

大風抜木　周書金滕第八云周公居

東二一年則罪人斯得云云秋大熟未穫天大雷電以風禾盡偃大木斯拔邦人大恐云云

背胛 胛類經圖翼周身骨部名韻會云經目音甲肩解下成片骨也

閱 歷也○醫編卷之十八云予族叔父平生多慮質弱神勞年近五十忽左膊外側廉上生結核身微寒熱而易怒食味頗厚脉之俱浮大弦數而重似濇予曰此多慮而憂傷血時在初秋勿輕視之宜急補以防變症以人參一斤作膏下以竹瀝病者吝費招一外科以十宣五香散相間與服旬日後一日大風拔木病者發熱神志不佳急召予視之核稍高大似有膿干中起一紅線延過肩後斜走過背脊過入右脇下不痛覺肩背重而急迫食有嘔意脉

同前但弦多耳急作人参膏入芎朮生姜汁飲之用人参三斤瘡潰膿乾又與四物湯加参朮陳皮甘草半夏生姜百餘貼而安此等若在春令雖神仙不治也幸而在秋金之令不幸因時下暴風激起木中相火而致此自非参膏驟補何由得免云云

又東陽李兄年踰三十形瘦膚厚連得憂患又因作勞且過於色忽左腿外側廉上一紅腫其大如栗一醫問其大腑堅實與承氣兩貼下之不效又一醫教與大黃硃砂生粉草麒麟竭又

二十三貼半月後召予視之曰事去矣

硃砂 本綱丹砂發明時珍曰葉石林避暑錄載林彥振謝任伯皆服伏火丹砂俱病腦疽死張杲醫說載張慤服食丹砂病中消數年發鬢疽而死皆可爲服丹之戒而周密野語載臨川周推官平生羸弱多服丹砂烏附藥晚年發背疽醫悉歸罪丹石服解毒藥不效瘍醫老祝胗脉曰此乃極陰證正當多服伏火丹砂及三建湯乃用小劑試之復作大劑三十日後用膏敷貼半月而瘡平凡服三十建湯一百五十服此又與前諸説異盖人之臟腑稟受萬殊在智者辨其陰陽脉證不以先人爲主非妙入精微者不能企此生

粉草　本綱茸草下時珍云今人惟以大徑寸而結緊斷文者爲佳謂之粉草云云

麒麟竭　本綱主治時珍云散滞血諸痛云云○發明時珍云蓋手足厥陰藥也肝與心包皆主血故爾河間劉氏云血絡除血痛爲和血之聖藥是矣云云

又一李兒年四十餘而面稍白神甚勞忽脇下生一紅腫如桃一人教用補劑衆咲且排於是流氣飲十宣散雜而進之旬餘召予視之予曰非惟不與補藥抑且多得解利血氣俱憊矣已

而果然

流氣飲　人參　當歸　黄芪　桔梗

木香　甘草　枳殼　芍藥　川芎

肉桂　防風　檳榔　白芷　厚朴

紫蘇　烏藥 各等分

十宣散　人參　黄芪　當歸　厚朴

桔梗　肉桂　川芎　防風　白芷

甘草 各等分

血氣俱憊 纂要作血氣俱憊而死○醫綱此二者皆由不預防本經少陽少血遲猛浪用大黃攻裏而逐之者也

或曰太陽經非多血少氣者乎何臀癰之生初無甚苦往往間有不救者吾子其能治之乎予曰臀居小腹之後而又在其下此陰中之陰也其道遠其位僻雖曰多血氣運不到氣既不到

血亦罕來中年之後不可生癰纔有痛腫參之脈證但見虛弱便與滋補血氣無虧可保終吉若用尋常驅熱拔毒紓氣之藥虛虛之禍如指諸掌

臀 靈樞經脉篇云足太陽膀胱之脉起於目內眥其支者從腰中下挾脊貫臀入膕中云云 類圖翼云臀音屯機後爲臀尻旁大肉也

中年〡 纂要作中年之後尤慮患

此〇虛虛 義見于前

終吉 易需卦象云九二需于沙小有言終吉

如指諸

掌　論語八佾篇云知其説者之於天下也其如示諸斯乎指其掌註云指其掌弟子記夫子言此而自指其掌言其明且易也

脾約丸論

成無已曰約者結約之約又約束之約胃強脾弱約束津液不得四布但輸膀胱故小便數而大便硬故曰脾約與此丸以下脾之結燥腸潤結化津流入胃大便利小便少而愈矣

成無已 傷寒金書醫林列傳云成無已聊攝人家世儒醫性識明敏記問該博譔述傷寒義皆前人未經道者指在定體分形析證若同而異者明之似是而非者辨之古今言傷寒者祖張仲景但因其證而用之初未有發明其意義成無已博極研精深造自得本難素靈樞諸書以發明其奧因仲景方論以辨析其理極表裏虛實陰陽死生之說究藥病輕重去取加減之意眞得長沙公之旨趣所著傷寒論十卷明理論三卷論方一卷大行於世

約者結約之約又約束之約 結約之約者結滯之義也○約束之約者下知之意也○潮州韓文公廟碑云祝融先驅海若藏約束鮫

鰸如驅羊○史記列傳二十一趙奢傳云趙括既代廉頗悉更約束易置軍吏○傷寒陽明篇云趺陽脉浮而濇浮則胃氣強濇則小便數浮濇相搏大便則難其脾爲約麻仁丸主之註云趺陽者脾胃之脉診浮爲陽知胃氣強濇爲陰知脾爲約約者儉約之約又約束之約內經曰飲入於胃游溢精氣上輸於脾脾氣散精上歸於肺通調水道下輸於膀胱水精四布五經並行是脾主爲胃行其津液者也今胃強脾弱約束津液不得四布但輸膀胱致小便數大便難與脾約丸通腸潤燥

麻仁丸方　麻子仁二升味甘平　芍藥半斤味酸平　大

黄一斤去皮味苦寒　厚朴一斤炙去皮味苦寒　枳實半斤炙味苦寒

杏仁一斤去皮尖熬別作脂苦溫

右六味爲末煉蜜爲丸桐子大飲服十丸日三服漸加以和爲度

內經曰脾欲緩急食甘以緩之麻子仁杏仁之甘緩脾而潤燥津液不足以酸收之芍藥之酸以斂津液腸燥胃强以苦泄之枳實厚朴大黄之苦下燥結而泄胃强也○是則脾約丸也

津液　靈樞決氣篇云何謂津岐伯曰腠理發泄汗出溱溱是謂津何謂液岐伯曰穀入氣滿淖澤注於骨骨屬屈伸洩澤補益腦髓皮膚潤澤是謂液類

註云　愚按津液本爲同類然亦有陰陽之分蓋津者液之清者也液者津之濁者也津爲汗而走腠理故屬陽液注骨而補腦髓故屬陰觀五癃津液別論曰三焦出氣以温肌肉充皮膚爲其津其留而不行者爲液其義正與此合

愚切有疑焉何者既曰約脾弱不能運也脾弱則土虧矣必脾氣之散脾血之耗也原其所由久病大下大汗之後陰血枯槁内火燔灼熱傷元氣又傷於脾而成此證傷元氣者肺金受火

氣無所攝傷脾者肺爲脾之子肺耗則液竭必竊母氣以自救金耗則木寡於畏土欲不傷不可得也脾失轉輸之令肺失傳送之官宜大便秘而難下小便數而無藏蓄也理宜滋養陰血使孤陽之火不熾而金行清化木邪有制脾土清健而運行精液乃能入胃則腸潤而通矣

內火燔灼（所謂陰虛則內熱之義也）熱傷元氣（是則火與元氣不兩

今以大黄爲君枳實厚朴爲臣雖有芍藥之養亢之義也藏蓄蓄說文積也血麻仁杏仁之溫潤爲之佐使用之熱甚而氣實者無有不安愚恐西北二方地氣高厚人禀壯實者可用若用於東南之人與熱雖盛而血氣不實者雖得暫通將見脾愈弱而腸愈燥矣後之欲用此方者須知在西北以開結爲主在

東南以潤燥爲主慎勿膠柱而調瑟

膠柱調瑟　史記列傳二十一趙奢傳曰藺相如曰王以名使括若膠柱而鼓瑟耳括徒能讀其父書傳不知合變○書言故事曰拘執不通曰膠柱鼓瑟○百川學海云不見規而守舊規者謂之膠柱調瑟

鼓脹論

素問腹中論云黃帝問曰有病心腹滿旦食則不能暮食此爲何病岐伯對曰名爲鼓脹次註云心腹脹滿不能再食形如鼓脹故名鼓脹也新校正云按太素鼓作穀○入門云

因穀食不化曰穀脹朝陽盛能食暮陽衰不能食者也○正傳云腹大如鼓而面目四肢不腫者名脹滿又名鼓脹云云

心肺陽也居上肝腎陰也居下脾居中亦陰也屬土經曰飲食入胃游溢精氣上輸於脾脾氣散精上歸於肺通調水道下輸膀胱水精四布五經並行是脾具坤靜之德而有乾健之運故能使心肺之陽降腎肝之陰升而成天地交

之泰是爲無病之人

心肺肝腎脾 靈樞陰陽繫日月篇云心爲陽中之太陽肺爲陽中之少陰肝爲陰中之少陽脾爲陰中之至陰腎爲陰中之太陰

飲食入胃游溢精氣 素問經脈別論云食氣入胃散精于肝淫氣於筋食氣入胃濁氣歸心淫精于脈脈氣流經經氣歸于肺肺朝百脈輸精于皮毛毛脈合精行氣于府府精神明留于四藏氣歸權衡權衡以平氣口成寸以決死生飲入于胃游溢精氣上輸于脾脾氣散精上歸于肺通調水道下輸膀胱水精四布五經並行合於四時五藏陰陽揆度以爲常註證細註

云按飲入于胃以下乃言飲而不言食李東垣脾胃論朱丹谿纂要書不考上文為食乃改為飲食入胃則于下輸膀胱水精四布之義大背矣殊不知上文之食含畜飲義而下文之飲必難以兼食也何諸醫書皆宗李朱而不考經旨者皆謬矣

輸 靈樞本輸篇註

證云輸俞腧三字古通用輸者以其脉氣轉輸也俞從省腧從肉○韻會云輸委也送也增韻凡以物送之曰輸

水精 經脉別論類註云水因氣生氣為水母凡肺氣所及則水精布焉然水名雖一而清濁有分清者為精精如雨露濁者為水水如江河故精歸五藏水歸膀胱而五經並行矣

坤靜之德 易坤文言云坤至柔而動也剛至静

而德方○彖云坤厚載物德合無疆○醫方大成脾胃門云以土能容載万物故好靜云云

乾健之運 易係辭云夫乾天下之至健也德行恒錫以知險○說卦云乾健也○象云天行健君子以自彊不息註至健周足以見天道也君子以自強不息法天行之健也云云

天地交之泰 易泰象云天地交泰○彖云泰小往大來吉亨則是天地交而萬物通也上下交而其志同也

令也七情内傷六淫外侵飲食不節房勞致虛脾土之陰受傷轉輸之官失職胃雖受穀不能

運化故陽自升陰自降而成天地不交之否於斯時也清濁相混隧道壅塞氣化濁血瘀鬱而爲熱熱留而久氣化成濕濕熱相生遂成脹滿經曰鼓脹是也以其外雖堅滿中空無物有似於鼓其病膠固雖以治療又名曰蠱若蟲侵蝕有蠱之義

七情內傷 七情者喜怒憂思悲恐驚是也喜傷心怒傷肝憂傷肺思傷脾悲傷

肺驚傷膽恐傷腎之類也

六淫外侵

正傳或問云六淫之邪當從内經六氣之太過爲是也昔醫和對晉平公之文不曰風寒暑濕燥火而曰陰陽風雨晦明何也曰辭雖異而理實同焉○左傳昭公元年傳醫和曰天有六氣降生五味發爲五色徵爲五聲淫生六疾六氣曰陰陽風雨晦明也分爲四時序爲五節過則爲菑陰淫寒疾陽淫熱疾風淫末疾雨淫腹疾晦淫惑疾明淫心疾云云○素問陰陽應象大論云風勝則動熱勝則腫燥勝則乾寒勝則浮濕勝則濡寫　類註云風勝者爲振掉搖動之病即醫和云風淫末疾之類熱勝者爲丹毒癰腫之病即醫和云陽淫熱疾之類燥勝者爲津液枯涸内外

乾濕之病寒勝者陽氣不行爲脹滿浮虛之疾即醫和云陰淫寒疾之類脾惡濕而喜燥濕勝者必侵脾胃爲水穀不分濡寫之病即醫和云雨淫腹疾之類

天地不交否

易否象云天地不交否○彖云否之匪人不利君子貞大往小來則是天地不交而萬物不通也上下不交而天下無邦

經曰鼓脹

靈樞水脹論曰鼓脹腹身大與膚脹等色蒼黃腹筋起云云

曰蠱

古今醫統卷之三十二蠱證門云易以上下乖隔不通爲蠱夫子繫辭以爲蠱壞之極先哲以蠱名其病證正謂氣血虛極陰陽不通上下不相升降先由內傷脾胃而運用失常遂成中滿痞塞之疾漸而虛極上下不通氣血

留積堅聚成形必爲蠱蠹藥不能攻斯壞之
極而不可救云云○醫經小學云鼓脹發蠱
註致鼓脹後有小腹急痛便溺失精溲而出白
液亦名蠱○醫方大成蠱毒門云令人凡有
積聚脹滿之病類乎蠱者
便以爲蠱尤爲非也云云
驗之治法理宜補脾又須養肺金以制木使脾
無賊邪之患滋腎水以制火使肺得清化之令
却鹽味以防助邪斷妄想以保母氣無有不安
醫不察病起於虛急於作效衒能希賞病者苦

於脹急喜行利藥以求一時之快不知寬得一日半日其腫愈甚矣眞氣傷矣去死不遠

驗之治法

靈樞脹論類註云愚按脹一證觀六篇之義則五藏六府無不有之再考諸篇如脉要精微論曰胃脉實氣有餘則脹邪氣藏府病形篇曰胃病者腹䐜脹胃脘當心而痛本神篇曰脾氣實則腹脹涇溲不利陰陽應象大論曰濁氣在上則生䐜脹此皆實脹也太陰陽明論曰飲食起居失節入五藏則䐜滿閉塞師傳篇曰足太陰之別公孫虛則鼓脹此皆虛脹也經脉篇曰胃中寒則脹滿異法方宜論曰藏寒生滿病風

論曰胃風鬲塞不通腹善脹失衣則䐜脹此皆寒脹也陰陽別論曰二陰一陽發病善脹心滿診要經終論曰手少陰終者腹脹閉足太陰終者腹脹閉此心脾受傷之脹也此外如六元正紀至真要等論有云太陰所至爲重胕腫及土鬱之發太陰之初氣太陰之勝復皆濕勝之腫脹也有曰水運之太過有曰寒勝則浮有曰太陽之司天太陽之勝復皆寒勝之腫脹也有曰少陰之司天少陰之勝復少陽之司天少陽之勝復有曰熱勝則腫皆火勝之腫脹也有曰厥陰之司天在泉厥陰之復有曰陽明之復是皆木邪侮土及金氣反勝之腫脹也觀此則不惟五藏六府即五運六氣亦無不皆有是病然至真要大論

曰諸濕腫滿皆屬於脾水熱穴論曰其本在腎其末在肺皆聚水也又曰腎者胃之關也關門不利故聚水而從其類也由此言之則諸經雖皆有脹然無不干於脾肺腎三藏葢脾屬土其主運化肺屬金其主氣腎屬水其主五液凡五氣所化之液悉屬於腎五液所行之氣悉屬於肺轉輸於二藏之中以制水生金者悉屬於脾所以腫脹之生無不由此三者但證有陰陽虛實如諸論之所云者不可不辨大都陽證多熱熱者多實陰證多寒寒者多虛先脹於內而後及於外者多實先腫於表而後甚於裏者多虛小便黃赤大便秘結者多實小水清白大便稀溏者多虛脉滑數有力者多實弦浮微細者多虛形色紅

黃氣息粗長者多實容顏憔悴音聲短促者多虛凡是實證必以六淫有餘傷其外或飲食怒氣傷其內故致氣道不行三焦壅閉此則多在氣分無處不到故不分部位而多遍身浮腫又或氣實於中則爲單腹脹急然陽邪急速其至必暴每成於旬月數日之間此惟少壯者多有之但破其結氣利其壅滯則病無不愈此治實之道也若是虛證必以五志積勞或酒色過度傷其脾腎日積月累其來有漸此等病候多染於中年之外其形證脈氣必有虛寒之候顯然可察非若實證之暴至而邪熱壅結肝氣悍逆之有因也治實者本無所難最難者在治虛耳然虛有在氣者有在水者在氣者以脾氣虛寒不能運化

所謂氣虛中滿者是也在水者以脾虛不能制水則寒水反侮脾土泛濫爲邪其始也必從陰分漸次而升按肉如泥腫有分界所謂水臌水脹者是也然水雖制於脾而實主於腎蓋腎本水藏而元陽生氣所由出若腎中陽虛則命門火衰既不能自制陰寒又不能溫養脾土陰陽不得其正則化而爲邪夫氣即火也精即水也氣之與水本爲同類但在於化與不化耳故陽王則化而精能爲氣陽衰則不化而水即爲邪凡火盛水虧則病燥水盛火虧則病濕故火不能化則陰不從陽而精氣皆化爲水所以水腫之證多屬陽虛故曰寒脹多熱脹少也然觀丹溪之治腫脹云清濁相混隧道壅塞而爲熱熱留爲濕濕

熱相生遂成脹滿治宜補其脾又須養肺金以制木使脾無賊邪之患滋腎水以制火使肺得清化之令其說重在濕熱而猶以制火爲言夫制火固可保金獨不慮其不生土乎若以此法施於陽實而熱者則可若以治陽虛而氣不化者豈不反助陰邪而益其病哉故示之治此必察其果係實邪則直清陽明除之極易凡屬虛勞內損者多從溫補脾胃而愈似俱得復元或臨證之際有虛實未明疑似難決者則寧先以治不足之法探治有餘若果未投而病反加甚是不宜補也不妨易轍自無大害倘藥未及病而病自甚者其輕重眞假仍宜詳察若誤以治有餘之法治不足而曾經峻攻者眞氣復傷雖神丹不能療

矣或從消利暫見平復使不大補脾腎以培根本雖愈目前未有不危以踵至者此治虛之道也夫腫脹之病多有標實本虛最爲危候若辨之不明則禍人非淺

鹽味 本綱

食鹽發明宗奭曰素問云鹹走血故東方食魚鹽之人多黑色走血之驗可知病喘嗽人及水腫者宜全禁之云云 ○時珍云洪範水曰潤下作鹹素問曰水生鹹此鹽之根源也夫水周流于天地之間潤下之性無所不在其味作鹹凝結爲鹽亦無所不在在人則血脈應之鹽之氣味鹹腥人之血亦鹹腥鹹走血血病無多食鹹多食則脈凝泣而變色從其類也煎鹽者用皂角收之故鹽之味微辛辛走肺鹹走腎喘嗽水腫消渴者鹽爲大忌

或叫痰吐或泣血脈或助水邪故也云云

利藥

辨疑録云腫有虚實治有王霸云云今之人治腫者每行利藥腫消氣下乃云得瀉之力殊不知脾胃愈瀉愈虚古云氣虚中滿利之雖腫氣漸下隨消隨起病人心跡易醫換藥醫者俱求速効仍行利藥腫不消矣所以臍突背平唇黒雖有扁鵲不能療也噫醫殺之也

其應愈甚

一本此四字之下有病邪甚三字

古方惟禹餘糧丸又名石中黄丸又名紫金丸制肝補脾殊爲切當亦須隨證亦須順時加減

用之夋俞不权儒而醫進得家難年五十得

此疾自制尚餘根丸服之予診其脉弦濇而數

曰此丸新製煅煉之火邪尚存滋熱之藥太多

宜自加減不可執方俞吹曰今人不及古人此

方不可加減服之一月日皰見血色骨立而死

尚餘根丸　桑寄生　當歸　柏葉　附子

鱉甲　厚朴　乾姜　白术　白芍藥

痾介　吳茶叟　白石脂　禹餘粮

右出于何力卷之九婦人門也然無痞脹之文故今書於胬觸之九以備參考

胬觸卷之二十四八淋十種木通脚麻腫上氣喘滿小便不利但是水氣悉治之土下同反

川芎出入川之赤彭脈[illegible]煉　蛇含石　人者[illegible]川物[illegible]氣盛入炭　火中燒赤醋淬七一次

川鍋中蜂黃傾入醋中候冷取出研極細　禹餘粮　煉　直針砂　二十　醋

先以水淘淨炒乾入禹餘粮[illegible]米醋入盆[illegible]二一升熬餘內攪乾爲度方用[illegible]入鍋中燒紅淬出研極細　以上三物爲主其次量人虛

傅四十碗冷研細

實入下項治水多是攻擊推此方三物既非大戟甘遂芫花之比又有下項藥扶持故虛人老人亦可服

羌活　木香　茯苓　川芎

牛膝酒浸　桂心　白荳蔻炮　大茴香炒　蓬朮炮

附子炮　乾姜炮　青皮　京三稜炮　白蒺藜

當歸酒浸一宿各半兩

本編石部時珍云按別錄言禹餘粮生東海池澤及山島太一餘粮生太山山谷石中黃出餘粮處有之乃殼中未成餘粮黃濁水也據此則三者一物也生于池澤者為禹餘粮

生于山谷者爲太一餘粮其中水黃濁者爲石中黃水其凝結如粉者爲餘粮凝乾如石者爲石中黃其說本明注者臆度反致義晦晋宋以來不分山谷池澤所産故通爲太一禹餘粮而蘇恭復以紫赤色者爲太一諸色爲禹餘粮皆未深詳究本文也又曰餘粮乃石中已凝細粉也石中黃則堅凝如石者也石中黃水則未凝者也故雷斆云用餘粮勿用石中黃是矣

口鼻見血色纂要作口鼻出血醫綱作口鼻出血色黑皆互

又楊兄年近五十性嗜好酒病癰半年患脹病自察必死來求治診其脈弦而濇重則大癰未

愈手足瘦而腹大如蜘蛛狀予教以參朮爲君當歸川芎芍藥爲臣黄連陳皮茯苓厚朴爲佐生甘草些少作濃湯飲之一月定三次彼亦嚴守戒忌一月後瘥因汗而愈又半年小便長而脹愈中間雖稍有加減大意只是補氣行濕

脉弦而濇弦瘧之脉濇少血也重則大大腹脹之脉且濟毒之故也

以參朮爲君養脾氣也當川芍爲臣滋補血燥也連皮

醒酒熱順中氣也厚朴行濕下氣也○嚴者嚴密之義○戒忌者警戒忌憚也

腹大如蜘蛛狀

續醫說卷之八云一人病氣蠱四肢不浮惟腹大甚原禮所謂蜘蛛病是也俗醫進以泄水之劑病轉劇時值炎暑或以清暑益氣湯治之當煎藥時偶墮蜘蛛一枚腐熟其中童子懼責濾去蜘蛛尋以藥進病人鼻聞藥香一啜而盡須臾腹中作聲反覆不能安枕家人疑藥之誤用而然也既而溲溺斗許腹脹如削康健復平○且按本草云蜘蛛氣寒有毒主治小兒丁奚腹大是熟啜之未聞其功能治氣蠱也

又陳氏年四十餘性嗜酒大便時見血於春間

患脹色黑而腹大其形如鬼診其脈數而濇重
似弱乎以四物湯加黄連黄芩木通白术陳皮
厚朴生甘草作湯與之近一年而安一補氣一
補血餘藥大率相出入皆獲安以保天壽

如鬼 法苑珠林第八十七云雜寶藏經說時
有一鬼白目連言大德我腹極大如甕
咽喉手足甚細如針不得飲食何因緣故受
如此苦目連答言汝前世時作聚落主自恃
豪貴飲酒縱横輕欺餘人奪其飲食飢困衆
生由是因緣受如此罪此是華報地獄苦果

方在後也

或曰氣無補法何子補氣而獲安果有說以通之乎予曰氣無補法世俗之言也以氣之爲病痞悶壅塞似難於補恐增病勢不思正氣虛者不能運行邪滯所著而不出所以爲病經曰壯者氣行則愈怯者著而成病苟或氣怯不用補法氣何由行或曰子之藥審則審矣何效之遲

也病者久在牀枕必將厭予之迂而求速效者矣予曰此病之起或三五年或十餘年根深矣勢篤矣欲求速效自求禍耳知王道者能治此病也

經曰壯者素問經脉別論云勇者氣行則已怯者著而爲病也　註證云著着同○韻會云陟慮切明也○藥韻直略切附也歐陽氏曰今多俗書著作着者誤也何效之遲辨疑錄云東垣丹溪聖醫也治內傷用藥以二十貼爲勝五十貼爲常百

餘貼為牽令人性偏恣欲治五十貼而責醫者真可笑哉

王道

盧陵楊士奇序玉機微義云近代張元素起北方蓋得神授深造閫奧再傳李明之三傳王好古南方朱彦脩得私淑焉遂為醫家之正派彦純宗厚又私淑彦脩者也論者謂元素醫家之王道蓋王道以養民為本元素之法須脾土為要此知本之說也○辨疑云若係滌脹大便燥結專行覇道瀉其有餘然後王道補其不足實為調理脾胃準繩云云

或曰脹病將終不可與利藥耶予曰灼知其不因於虛受病亦淺脾胃尚壯積滯不痼而又有

可下之證亦宜略與疏導若授張子和濬川散

禹功丸爲例行迅攻之策實所不敢

灼知 書經立政云我其克灼知厥若丕乃俾亂 註灼明也

濬川散 大黃煨二兩 郁李仁二兩 芒硝半兩

甘遂一兩麪裹 牽牛頭末四兩

右爲末姜湯調下半錢

空心臨臥隨證加減服

禹功散 黑牽牛頭末四兩 茴香炒一兩

右爲末以生姜自然汁調一二錢臨臥服或加白术一兩○右二方見千金微義

所不敢 韓退之答張籍書曰其爲也易則其傳也不遠故余所以不敢也○不敢者不肯之義畢竟不同心之意也

疝氣論

素問四時刺逆從論註證云疝有如山積之義○類註云疝者前陰小腹之病男女五藏皆有之云云

疝氣之甚者睾丸連小腹急痛也有痛在睾丸

者有痛在五樞穴邊者皆足厥陰之經也

睪九　素問音釋睪音高陰九也　五樞穴　素問氣府論次註云五樞在帶脈下
同身寸之三寸足少陽帶脈二經之會〇靈
樞經脈篇云肝足厥陰之脉起于大指叢毛
之際上循足跗上廉云云循股陰入毛中過
陰器抵小腹挾胃屬肝絡膽上貫膈布脇肋
〇素問四時刺逆從論類註云愚按本經諸
篇所言疝證不一有云狐疝以其出入不常
也有㿗疝者以其頑腫不仁也有衝疝者以
其自小腹上衝心而痛也有厥疝者以積氣
在腹中而氣逆爲疝也有瘕者以小腹冤熱
而痛出白一名曰蠱也有六經風疝者如本

篇之所云也有小腸疝者如邪氣藏府病形篇曰小腸病者小腹痛腰脊控睾而痛時窘之之後者亦疝之屬也是皆諸疝之義按骨空論曰任脉爲病男子內結七疝女子帶下瘕聚蓋任脉者起於中極之下以上毛際循腹裏上關元總諸陰之會故諸疝之在小腹者無不由任脉爲之原而諸經爲之派耳云七疝者乃總諸疝爲言如本篇所言者六也邪氣藏府病形篇所言者一也蓋以諸經之疝所屬有七故云七疝若狐癩衝厥之類亦不過爲七疝之別名耳後世如巢氏所叙七疝則曰厥癥寒氣盤胕狼至張子和非之曰此俗工所立謬名也蓋環陰器上抵小腹者乃屬足厥陰肝經之部分是受疝之處也又曰

凡疝者非肝木受邪則肝木自甚皆屬肝經然是亦立七疝之名曰寒水筋血氣狐癩治多用下繼自丹溪以來皆宗其說然以愚觀之亦未為得夫前陰小腹之間乃足三陰陽明任衝督脈之所聚豈得獨以厥陰經為言但如本篇六疝皆兼風言者本非外入之風蓋風屬肝肝主筋故凡病各經之疝者謂其病多在筋而皆挾肝邪則可若謂必在厥陰則不可也後世議論徒多又安能出内經之圍範哉學者當以經旨為正至於治之之法大都此證寒則多痛熱則多縱濕則多墜虛者亦然若重在血分者不移在氣分者多動分察六者於諸經各因其多少虛實而兼治之自無不效也

或有形或無形或有聲或無聲有形如瓜有聲如蛙自素問以下歷代名醫皆以爲寒蓋寒主收引經絡得寒故引不行所以作痛理固然也

自素問以下　素問長刺節論云病在少腹腹痛不得大小便病名曰疝得之寒○五藏生成論云名曰肝痺得之寒濕與疝同法○大奇論次注云疝者寒氣結聚之所爲也○病原候論卷之二十云諸疝者陰氣積於內復爲寒氣所加使榮衛不調血氣虛弱故風冷入其腹內而成疝也疝者痛也或少腹痛不得大小便或手足厥冷繞臍痛

自汗出或冷氣逆上搶心腹令心痛或裹
急而腹痛此諸候非一也故云諸疝也
有得寒而無疝者又必有說以通之可也予嘗
屢因門戶雪上有霜沒脛之水踐氷徒涉不曾
病此以予素無熱在內也因而思之此證始於
濕熱在經鬱而至久又得寒氣外束濕熱之邪
不得疎散所以作痛若只作寒論恐為未備
雪上有霜碧岩卷之一云雪上加霜曾險墮沒脛之水東坡卷之

九兩新橋云

冬涉氷過膝

或曰厥陰一經其道遠其位卑鬱積濕熱何由而致乎曰大勞則火起於筋醉飽則火起於胃房勞則火起於腎大怒則火起於肝本經火積之久毋能令子䖏濕氣便盛厥陰屬木係於肝爲將軍之官其性急速火性且又暴爲寒所束宜其痛之大暴也

大勞則 指掌云作若醉飽勞役房室大毋怒發五志之火欝久濕氣便盛

能令子虛 七十五難云子能令毋實毋能令子虛云云 ○纂要玉機濕氣便盛下有濁液凝聚並入血隧流于厥陰十二字

將軍之官 素問靈蘭秘典論云肝者將軍之官謀慮出焉 類註云肝屬風木性動而急爲故將軍之官云云

愚見有用烏頭梔子等分作湯用之其效亦敏後因此方隨證與形加減用之無有不應

烏頭梔子 纂要云劫藥神効蓋濕熱因寒欝而發用梔子以降濕熱烏頭以破

寒熱況一二藥皆下焦之藥而烏頭爲梔子所引其性急速不容胃中停留也○醫綱云治疝刼痛方川烏頭梔子仁右等分煎湯服之神效濕多癩腫者烏頭爲君蓋川烏頭治外來之寒梔仁治內鬱之熱也

愚見有用（玉機作愚見古方有用）

然濕熱又須分多少而始治但濕者腫多癩病是也又有挾虛而發者當以參朮爲用而以疎導藥佐之診其脉有甚沈緊而大豁無力者是也其痛亦輕惟覺重墜牽引耳

以參朮爲用　玉機纂要作以參朮爲君○明醫指掌圖云諸疝挾氣者其脉沉弦滑大參朮爲君佐以疎導如枳實青皮山查練子橘核○醫綱云疝有挾虛而發者其脉不甚沉緊而大豁無力者是也當以參朮爲君疏導藥佐之蓋疏導藥即桃仁山查枳實梔子茱萸川楝玄胡索丁香木香之類

桼桂丸論

無子之因多起於婦人醫者不求其因起於何處遍閱古方惟桼桂丸其辭確其意專用藥溫

熱近乎人恍欣然授之銳然服之其受燔灼之禍猶且憒然不悔何者陽精之施也陰血能攝之精成其子血成其胞胎孕乃成今婦人之無子者率由血少不足以攝精也血之少也固非一端然欲得子者必須補其陰血使無虧欠乃可推其有餘以成胎孕何乃輕用熱劑煎熬臓腑血氣沸騰禍不旋踵矣

秦桂丸　婦人大全良方卷之九求子部云秦桂丸治婦人無子知金州范羅言乞以此方試令婦人服之至四十九日如無子請斬臣一家以令天下何德揚方雖其言似誇然實有異驗

秦艽　桂心　杜仲　防風　厚朴各三分

附子生　白茯苓各壹兩半　白薇　乾薑　沙參

牛膝　半夏各半兩　人參壹兩　細辛二兩一分

右拾肆味並生碾爲細末煉蜜爲丸如赤豆大每服叁拾貞空心食前醋湯米飲任下未

効更加負數已覺有孕便不可服臣妻年二十七無子服此藥十七日便有孕殘藥與石門縣令妻年三十四斷産已十六年服此藥便有孕又殘藥與太子中守文妻年四十無子服此遂有孕其効加神不可具述此仙方也○醫綱三十五求子部螽斯丸方後云按此方即秦桂丸也丹溪忌服之者蓋忌於瘦人無血者若肥人濕多者又兼前調理藥而所服丸數十減其九只服五分無效也上三方得之於丹溪之子朱懋誠者累試有効○又云按秦桂丸施於肥人而少其丸數兼服調理補藥亦無效但忌施於瘦人火多者也

推其有餘　一本推作惟

或曰春氣温和則萬物發生冬氣寒凜則萬物消殞非秦桂丸之温熱何由得子臟温暖而成胎耶予曰詩言婦人和平則樂有子和則氣血不乖平則陰陽不爭今得此藥經血轉紫黑漸成衰少或先或後始則飲食驟進久則口苦而乾陰陽不平血氣不和疾病蜂起焉能成胎縱使成胎生子亦多病而不壽以秦桂丸之耗損

天眞之陰也形之愼之

殞 韻府殁也○六元正紀大論類註殞傷也 詩言 毛詩芣苢小序云芣苢后妃之美也天下和平則婦人樂有子矣 註天下和政教平也○楊氏曰后妃無嫉妬之心則和平矣惟其和平故天下化而和平則婦人以有子爲樂也 紫黑 纂要云紫黑者氣血熱則熱之甚也今以人悉禍爲風冷而行溫熱之劑禍不旋踵 耗損天眞 上古天眞論以耗散其眞云云

鄭廉使之子年十六求醫曰我生七箇月患淋

病五日七日必一發其發也大痛捫地叫天水道方行狀如漆和粟者約一盞許然後定診其脉輕則濇重則弦視其形瘦而稍長其色青而蒼意其父必因多服下部藥遺熱在胎留於子之命門而然

我生七箇月患淋病纂要作少年自生七箇月患淋五日七日必發○醫綱作年十六初生七箇月患淋病五七日一發其發也醫綱作其發則遺

熱醫編作遺毒

遂以紫雪和黄蘗細末丸梧子大晒十分乾而與二百丸作一服率以熱湯下以食物壓之又經半日痛大作連腰腹水道乃行下如漆和粟者一大碗許其病減十分之八後張子忠以陳皮一兩桔梗木通各半兩作一貼與之又下漆粟者一合許遂安

紫雪 和劑局方卷之六云、療脚氣毒遍內外煩熱不解、口中生瘡、狂易叫走、瘴疫毒癘卒死溫瘧、五尸五注、心腹諸疾、㽲刺切痛、及解諸熱藥毒發、邪熱卒黄等、并解蠱毒鬼魅野道熱毒、又治小兒驚癇百病

黄金壹百兩　寒水石　磁石　石膏　滑石

各参斤

已上並擣碎、用水一斛煮至四斗、去滓、入下項

羚羊角屑　犀角屑　青木香擣碎　沉香

擣碎各五斤　丁香壹兩擣碎　玄參洗焙擣碎　升麻各斤　甘草炙八兩

已上入煎煎汁中再煮取一斗五升去滓入下項

朴硝精者拾斤　硝石四斤如闕芒硝亦得每斤重柒兩柒錢半

已上二味入煎藥汁中微火上煎柳木篦攪不住手候有七升投在木盆中半日欲凝入下項

麝香當門子壹兩貳錢半研　朱砂飛研叁兩

已上二味入前藥中攪調令勻停之二日

右藥底霜壺紫色每服一錢或二錢冷水調下大人小兒臨時以意加減並食後服

入門釋方云紫壺丁香麝香熬膏色紫藥有如壺

梧子大序例陶隱君云如梧子者以二十豆準之云云十分乾纂要作極乾以熱湯下寒因熱用之義也張子忠傳未詳○纂要作一人父得燥熱且能病子況毋得之者乎余書此以證東垣紅絲瘤之事

廣嗣紀要嗇齊著痘疹心要論胎毒云人之生也受氣於父成形於母故胎毒之源父亦有之未可專歸於母也觀東垣論李叔和之子紅絲瘤之病丹溪論鄭憲史得淋病皆其父之貽胎毒也故一治其父一治其子悉用瀉火解毒之藥以護元吉今之求嗣者不知滋養真陰之本而善服辛燥之藥以致陽火蘊隆陰水乾涸禍及其身豈止胎毒貽於子也哉

紅絲瘤 醫編卷之三十六云李叔和一日問東垣曰中年來得一子至一歲後身生紅絲瘤不救後三四子至一二歲皆病瘤而死敢問何也曰予試思之翌日見叔和曰吾得之矣汝腎中伏火精中多有紅絲以氣相傳生子故有此病遇觸而動發於肌肉之

聞俗名胎瘤是也汝試視之果如其言遂與滋腎丸數服以瀉腎中火邪補天真之不足忌酒肉辛熱之物其妻以六味地黃丸養其陰血受胎五月後以白朮黃芩二味作散與服後生兒至三十歲前症不復作矣叔和曰先生乃神醫也遂從受學其子今已年壯也

惡寒非寒病惡熱非熱病論

經曰惡寒戰慄皆屬於熱又曰禁慄如喪神守皆屬於火惡寒者雖當炎月若遇風霜重綿在身自覺凜凜戰慄禁慄動搖之貌如喪神守惡

寒之甚

經曰 素問六元正紀大論云少陰所至爲驚惑惡寒戰慄云云 ○ 至真要大論云少陽復大熱將至云云 ○ 至真要大論云帝

惡寒鼓慄寒極反熱 **文曰** 日願聞病機何如岐伯曰云云 諸禁鼓慄如喪神守皆屬於火類註云禁噤也寒厥咬牙曰噤鼓頷也慄戰也凡病寒戰而精神不能主持如喪失神守者皆火之病也

惡寒 明理續論云惡寒者不見風亦惡[illegible]身雖熱亦不欲去衣被

凜凜 文選十八云寒凄凄以凜凜註凜凜冷貌 ○ 說文云寒也

戰慄 傷寒論卷之一平脉法成註云戰者寒在表也慄者

寒在裏〇明理論云戰者身爲之戰搖也慄
者心戰是也戰之與慄戰外而慄內也又云
戰爲正與邪爭則
鼓慄而戰云云

原病式曰病熱甚而反覺自冷此爲病熱實非
寒也或曰往往見有得熱藥而少愈者何也予
曰病熱之人其氣炎上鬱爲痰飲抑遏清道陰
氣不升病熱尤甚積痰得熱亦爲暫退熱勢助
邪其病益深

胃之間者皆言火之虛也有傷寒將解而爲戰寒者如仲景曰其人本虛是以作戰成無已曰戰慄者皆陰陽之爭也傷寒欲解將汗之時正氣内實邪不能與之爭則便汗出而不發戰邪氣欲出其人本虛邪與正爭微者爲振甚者則戰皆言傷寒之戰汗必因於虛也有瘧疾之爲寒慄者如瘧論曰瘧之始發也陽氣并於陰當是之時陽虛而陰盛外無氣故先寒慄也夫瘧氣者并於陽則陽勝并於陰則陰勝陰勝則寒陽勝則熱又曰陽并於陰則陰實而陽虛陽明虛則寒慄鼓頷也由此觀之可見諸禁鼓慄雖皆屬火但火實者少火虛者多耳

經曰陰虛則發熱夫陽在外爲陰之衛陰在内爲陽之守精神外馳嗜欲無節陰氣耗散陽無所附遂致浮散於肌表之間而惡熱也實非有熱當作陰虛治之而用補養之法可也

經曰素問調經論曰陽虛則外寒陰虛則内熱陽盛則外熱陰盛則内寒夫陽在外陰陽應象大論云陰在内陽之守也陽在外陰之使也註云陰靜故爲陽鎮守陽動故爲陰之役使精神外馳素問上古天眞論云恬憺虛無眞氣從之

原病式熱類惡寒註云亦有亢則害承乃制之則病熱甚反覺其冷者也雖覺其冷而病爲熱實非寒也其病熱鬱甚而反惡寒得寒轉甚而得煖少愈者謂煖則腠理疏通而陽氣得散怫熱稍退故少愈也其寒則腠理閉密陽氣怫鬱而熱轉甚故病加爾上下中外皆然俗因之妄謂寒病誤以熱藥投之爲害多矣假令因熱藥以使怫熱稍散而少愈者藥力盡則病反甚也其減則微其加則甚云云

或曰寒熱如此誰敢以寒涼與之非殺之而何

予曰古人遇戰慄之證有以大承氣下燥糞而

愈者惡寒戰慄明是熱證但有虛實之分耳

古人遇戰慄之證原病式戰慄動搖火之象也云云然寒慄者由火甚似水實非兼有寒氣也故以大承氣湯下之多有燥糞下後熱退則戰慄愈矣有虛實之分耳至真要大論類註云如喪失神守者皆火之病也然火有虛實之辨若表裏熱甚而外生寒慄者如陰陽應象大論所謂熱極生寒重陽必陰也河間曰心火熱甚亢極而戰反兼水化制之故爲寒慄者皆言火之實也若陰盛陽虛而生寒慄者如調經論曰陽虛則外寒刺節眞邪論曰陰勝則爲寒寒則眞氣去去則虛虛則寒搏於皮

精神內守

病安從來

或曰惡寒非寒宜用寒藥惡熱非熱宜用補藥甚駭耳目明示我之法可乎曰進士周本道年踰三十得惡寒病服附子數月而病甚求予治診其脈弦而似緩予以江茶入薑汁香油些少吐痰一升許減綿大半周甚喜予曰未也燥熱已多血傷亦深須淡食以養胃內觀以養神

則水可生而火可降彼勇於仕進一切務外不守禁忌予曰若多與補血涼熱亦可稍安內外不靜腎水不生附毒必發病安後官於婺城巡夜冒寒非附子不可療而性怕生薑只得以豬腰子作片煮附子與三貼而安予曰可急歸知其附毒易發彼以爲迂半年後果發背而死

川木道人翁傳云大台周進士病惡寒雖暑亦必以綿蒙其首服附子數百帖

劇翁診之脉滑而數則告曰此熱甚而反寒也乃以辛凉之劑吐痰一升許而蒙首之綿減半仍用防風通聖飲之愈周尉喜甚翁曰病愈後須淡食以養胃內觀以養神則水可生火可降否則附毒必發殊不可救彼不能然後告疽發背而死

江茶 江者江湖之江茶之出處也〇本綱釈名時珍云楊慎丹鉛錄云茶即古荼字音途詩云誰謂荼苦其甘如薺是也顏師古云漢時茶陵始轉途音爲宅加切或言六經無茶字未深攷耳〇主治時珍云濃煎吐風熱痰涎

大半 少微通鑑輯略曰凡數三分有二爲大半有一小半

內觀 常清靜經云夫人神好清而欲牽之若能常遣其欲而心自靜澄其心而

神自清自然六欲不生三毒消滅所以不能者爲心未澄欲未遣也能遣之者内觀其心心無其心外觀其形形無其形遠觀其物物無其物三者既悟惟見於空云云

凉熱 一本作**稍安** 類案纂要稍安下凉藥有否則之二字

巡夜 夜巡行而察城之内外之義也

猪腰子 本編卷之五十豕下云豕本經下品釋名猪云云○心○肝○脾○肺○腎俗名腰子○脏音夷亦作胰一名腎脂時珍曰生兩腎中間似脂非脂似肉非肉人物之命門三焦發原處也肥則多痩則少蓋頤養賴之故謂之胰○肚○腸○脬○膽○膚○耳垢○鼻○唇○舌○靨○齒○骨○豚卵時珍曰豚卵卽牡猪外腎也濟生方謂之猪石子者是也三因治消渴方中有石子薺苨湯治産後蓐勞有石子湯並用猪腎爲石子誤矣

發背　史記項籍本紀云范增大怒曰天下事大定矣君王自爲之願賜骸骨歸卒伍項王許之行未至彭城疽發背而死云云○醫說卷之六云蔣公背無好瘡但生於正中者爲眞發背　奕侍郎背中生小瘡不悟只以藥調補數日不痛不痒又不潰蔓延之呼外醫灸一二百壯已無及世公平生不服藥一年來唯覺時時手脚心熱疾作既不早治又服補藥何可久也

又司丞叔平生脚自踝以下常覺熱冬不可加綿於上常自言曰我稟質壯不怕冷乎日此足

三陰之虛宜早斷欲事以補養陰血庶乎可免咲而不咎年方五十患痿半年而死觀此二人治法蓋可知矣或曰傷寒病惡寒惡熱者亦是虛耶予曰若病傷寒者自外入內先賢論之詳矣愚奚庸贅

司丞叔 未見傳記 踝 類經圖翼骨部名目云踝胡寡切足跗後兩旁圓骨內曰內踝外曰外踝俗名狐拐骨手腕兩旁圓骨亦名踝骨 此二人 進士周本道者

惡寒非寒之證可丞叔者惡熱非熱之證也

㊤先賢張仲景也○贊之義見于前○一本

愚奚康贊

四字無之

經水或紫或黑論

經水者陰血也陰必從陽故其色紅禀火色也血爲氣之配氣熱則熱氣寒則寒氣升則升氣降則降氣凝則凝氣滯則滯氣清則清氣濁則濁徃徃見有成塊者氣之凝也將行而痛者氣

之滯也來後作痛者氣血俱虛也色淡者亦虛也錯經妄行者氣之亂也紫者氣之熱也黑者熱之甚也人但見其紫者黑者作痛者成塊者率指為風冷而行溫熱之劑禍不旋踵

經水者陰血也　本綱卷之五十二月水下釋名云時珍曰女子陰類也以血為主其血上應太陰下應海潮月有盈虧潮有朝夕月事一月一行與之相符故謂之月水月信月經經者常也有常軌也天癸者天一生水也邪術家謂之紅鉛謬名也女人

之經一月一行其常也或先或後或遲或塞其病也復有變常而古人並未言及者不可不知有行期只吐血衄血或眼耳出血者是謂逆行有三月一行者是謂居經俗名按季有一年一行是謂避年有一生不行而受胎者是謂暗經有受胎之後月月行經而産子者是謂盛胎俗名垢胎有受胎數月血忽大下而胎不隕者是謂漏胎此雖以氣血有餘不足言而亦異于常矣云云

良由病源論月水諸病皆曰風冷乘之宜其相習而成俗也或曰黑北方水之色也紫淡於黑

非冷而何乎曰經曰亢則害承乃制熱甚者必兼水化所以熱則紫甚則黑也况婦人性執而見鄙嗜欲加倍臟腑厥陽之火無日不起非熱而何若夫風冷必須外得設或有之蓋千百而一二者也

病源論　病源候論卷之三十七婦人雜病諸候云婦人月水不調由勞傷氣血致體虛受風冷風冷之氣客於胞內傷衝脈任脈損手太陽少陰之經也衝任之脈皆起於

胞内爲經絡之海手太陽小腸之經手少陰心之經此二經爲表裏主上爲乳汁下爲月水然則月水是經絡之餘若冷熱調和則衝脉任脉氣盛太陽少陰所主之血宜流以時而下若寒温乖適經脉則虛有風冷乘之邪搏於血或寒或温寒則血結温則血消故月水乍多乍少爲不調也

經曰

素問六微旨大論云相火之下水氣承之水位之下土氣承之土位之下風氣承之風位之下金氣承之金位之下火氣承之君火之下陰精承之亢則害承乃制也類註云亢者盛之極也制者因其極而抑之也

熱甚者

原病式熱類云云利色紅爲熱者心火之色也或赤者熱深甚也至若利色黑亦言爲熱

者由火熱過極則反兼水化制之故色黑也

婦人性執而見鄙

千金方卷之二云經言婦人者衆陰所集常與濕居十四已上陰氣浮溢百想經心內傷五藏外損姿顏月水去留前後交互瘀血停凝中道斷絕云云女人嗜慾多於丈夫感病倍於男子加以慈戀愛憎嫉妬憂恚染著堅牢情不自抑所以為病根深療之難瘥

石膏論

本綱卷之九石膏下集解時珍曰石膏有軟硬二種軟石膏大塊生於石中作層如壓扁米糕形每層厚數寸有紅白二色紅者不可服白者潔淨細文短密如束鍼正如凝成白

蠟狀鬆軟易碎燒之即自爛如粉其中明潔色帶微青而文長細如白絲者名理石也與軟石膏乃一物二種碎之則形色如一不可辨矣硬石膏作塊而生直理起稜如馬齒堅白擊之則段段橫解光亮如雲母白石英有牆壁燒之亦易散仍硬不作粉其似硬石膏成塊擊之塊塊方解牆壁光明者名方解石也燒之則姹散亦不爛與硬石膏乃一類二種碎之形色如一不可辨矣自陶弘景蘇恭大明雷斅蘇頌閻孝忠皆以硬者爲石膏軟者爲寒水石至朱震亨始斷然以軟者爲石膏而後人遵用有驗千古之惑始明矣蓋昔人所謂寒水石者即軟石膏也所謂硬石膏者乃長石也石膏理石長石方解石四種性

氣皆寒俱能去大熱結氣但石膏又能解肌發汗爲異尒理石即石膏之類長石即方解石之類俱可代用各從其類也今人以石膏收豆腐乃昔人所不知

本草藥之命名固有不可曉者中間亦多有意義學者不可以不察以色而名者大黄紅花白前青黛烏梅之類是也

白前　本綱釋名云時珍曰名義未詳○集解弘景曰白前出近道根似細辛而大色白不柔易折氣嗽方多用之○恭曰苗高尺許其葉似柳或似芫花根長于細辛白色云云

以形而名者人參狗脊烏頭貝母金鈴子之類是也

人參 本綱釋名時珍曰人薓年深浸漸長者根如人形有神故謂之人薓神草薓字從𠭘亦浸漸之義𠭘即浸字後世因字文繁遂以參星之字代之從簡便尓

狗脊 本綱恭曰此藥苗似貫衆根長多歧狀如狗之脊骨故以名之

烏頭 形如烏之頭也

貝母 本綱弘景曰形似聚貝子故名貝母

金鈴子 本綱云苦楝實名金鈴子時珍曰羅願爾雅翼云楝葉可以練物故謂之楝其子如小鈴熟則

黄色名金鈐象形也

以氣而名者木香沉香檀香麝香茴香之類是也

木香 本綱時珍曰木香草類也本名蜜香因其香氣如蜜也緣沉香中有蜜香遂訛此爲木香耳

沉香 蒙筌云木類椿櫸節多摽老者砍仆漬以雨水歲久木得水方結香使皮木朽殘心節獨存堅黑沉水燔極清烈故名沉香

檀香 本綱時珍曰檀善木也故字從亶亶善也集解云皮實而色黄者爲黄檀皮潔而色白者爲白檀皮腐而

色紫者爲紫檀其木並堅重清香而白檀尤良云云

麝香 本綱時珍曰麝之香氣遠射故曰之麝香

蘹香 本綱弘景云煮臭肉下少許無臭氣臭醬入末亦香故曰回香時珍曰俚俗多懷之衿衽咀嚼恐蘹香之名或以此也

以質而名者厚朴乾薑茯苓生熟地黃之類是也

厚朴 本綱時珍曰其木質朴而皮厚味辛烈色紫赤故有厚朴烈赤諸名

乾薑 本綱時珍曰乾薑以母薑造之今江西襄均皆造以白淨結實者爲良故人呼爲白薑又曰均薑

茯苓 本綱宗奭曰多年樵斫之松根之氣味抑鬱未絕精英未淪其精氣

盛者發泄于外結爲茯苓故不抱根离其本体有零之義也○入門曰茯伏也苓靈也松脂伏於地中而生治病有靈驗也　地黄本綱大明曰生者以水浸驗之浮者名天黄半浮半沉者名人黄沉者名地黄時珍曰別錄曰生地黄者乃新掘鮮者故其性大寒其熟地黄乃後人復蒸晒者云云

以味而名者其草苦參淡竹葉草龍膽苦酒之類是也

苦參　本綱時珍曰苦以味名參以功名云云　淡竹葉　蒙筌曰味淡氣平

寒陰中微傷無毒竹類頗多難指何是惟當竹味淡者爲然云云東坡蘇公曰淡竹者對苦竹爲文除苦竹之外皆淡竹也○時珍曰淡竹今人呼爲水竹有大小二種沉存中言苦竹之外皆爲淡竹謬矣

龍膽 本綱志曰葉如龍葵味苦如膽因以爲名

苦醋 本綱弘景曰以有苦味俗呼苦酒

以龍而名者百合當歸升麻防風滑石之類是也

百合 本綱時珍曰百合之根以衆瓣合成也或云專治百合病故名

當歸 本綱

恙曰當歸能使氣血各有所歸恐當歸之名必因此出也

升麻 本綱時珍曰其葉似麻其性上升故名

防風 入門云防風者須防風疾也

滑石 本綱時珍曰性滑利竅其質又滑膩故以名之

以時而名者半夏茵蔯冬葵寅雞夏枯草之類是也

半夏 本綱時珍曰禮記月令五月半夏生蓋當夏之半也故名

茵蔯 本綱藏器曰此雖蒿類經冬不死更因舊苗而生故名因陳

冬葵子 入門云葵揆也左傳

能衛其足者知也惟知所以能揆此即常食葵菜覆養經冬至春作子故謂之冬葵子

寅雞未考夏枯草本綱震亨曰此草夏至後即枯蓋稟純陽之氣得陰氣則枯故有是名云云

以石膏火煅細研醋調封丹爐其固密甚於脂苟非有膏焉能為用此兼質與能而得名正與石脂同意閻孝忠妄以方解石為石膏況石膏其味甘而辛本陽明經藥陽明主肌肉其甘也

能緩脾益氣止渴去火其辛也能解肌出汗上行至頭又入手太陰手少陽彼方解石者止有體重質堅性寒而已求其所謂有膏而可爲三經之主治者焉在哉醫欲責效不亦難乎

閻孝忠

閻孝忠傳未考源流曰宋朝錢乙字仲陽汶陽人也精小方脉尤得其妙者小兒方藥直訣爲世專科門人閻孝忠所纂集也云云〇本綱石膏集解閻孝忠曰南方以寒水石爲石膏以石膏爲寒水石正與汴京相反乃大誤也石膏潔白堅硬有墻壁

寒水石則軟爛以手可碎外微青黑中有細文文一種堅白全類石膏而敲之成方者名方解石也○恭云石膏方解石大體相似而以未破爲異今市人皆以方解代石膏未見有眞石膏也石膏生於石旁其方解不因石而生端然獨處大者如升小者如拳或在土中或生溪水其上皮隨土及水苔色破之方解大者方尺今人以此爲石膏療風去熱雖同而解肌發汗不如眞者

格致餘論疏鈔卷之六

格致餘論疏鈔卷之七

脉大必病進論

素問脉要精微論云長則氣治短則氣病數則煩心大則病進云云○此事難知卷之三云諸經皆言大則病進者何也答曰散而浮大者心也心主無爲相火用事是爲相應以五服言之王畿中也以王畿言之九重中也君主無爲當靜以養血若浮大而出於外非其所宜也以王道言之書曰外作禽荒未或不亡經曰主不明則十二官危矣此散而浮大者君主兼臣下之權而不知反故曰大則病進

脉血之所爲屬陰大洪之別名火之象屬陽其病得之於內傷者陰虛爲陽所乘故脉大當作虛治之其病得之於外傷者邪客於經脉亦大當作邪勝治之合二者而觀之皆病證方長之勢也謂之病進不亦宜乎海藏云君侵臣之事也孰爲是否幸有以教之

脉血之所爲　脉要精微論云夫脉者血之府也類註云血必聚於經脉之中

故刺志論曰脉實血實脉虛血虛也然此血字實兼氣爲言非獨指在血也故下文曰長則治短則氣病又如逆順篇曰脉之盛衰者所以候血氣之虛實有餘不足也義可知矣

○古今醫統卷之四内經脉候云内經脉要精微論篇曰脉大則病進丹溪云云甫按脉大則病進脉之大者乃邪氣之盛也邪氣盛則正氣虛可知矣先是正氣虛弱然後邪氣得以乘之而恣其盛大之勢脉爲氣血之精華果無邪氣相干則自雍容和緩如蔡西山之所謂意思忻忻難以名狀今脉之大者謂其大而過於尋常嚋昔之時故知其爲邪氣所乘也人雖病之未形而邪已形於脉中所以逆知病之必進也爲治之計當先急則治

其標發散邪氣，隨後調其正氣，庶幾可矣。丹溪謂內傷者陽所乘，外感者邪客絡，似以即病而言，非爲未病而進之謂也。又謂脉血之所爲屬陰，經曰濁氣歸心，淫精於脉。脉舉要云脉不自行，隨氣而至，可見脉亦不可外氣而爲言也。王海藏云君兼臣權，尤其曲說。丹溪醫之哲也，甫何敢辨，姑言之以俟知者。

生氣通天論病因章句辨

章句　文心彫龍云積字爲句，積句爲章，積章爲篇，積篇爲卷，積卷爲部。

禮記曰一年視離經，謂離析經理在乎章句之

絶

禮記曰 禮學記云比年入學中年考校一年視離經辨志集説云比年每歳也每歳皆有入學之人中年間一年也與小記中一以上之中同每間一年而考校其藝之進否也離經離絶經書之句讀也辨志辨別其趣向之邪正也大全臨川呉氏曰初入學一年於歳終視其讀經斷句而分別其志之果向學與否也云云

析 韻會云先的切从木从斤分也

内經生氣通天論病因四章第一章論因於寒

欲如運樞以下三句與上文意不相屬皆衍文也體若燔炭汗出而散兩句當移在此夫寒邪初客於肌表邪鬱而爲熱有似燔炭得汗則解此仲景麻黃湯之類是也

內經生氣通天論

素問生氣通天論云因於寒欲如運樞起居如驚神氣乃浮次註云欲如運樞謂內動也起居如驚謂暴卒也言因天之寒當深居周密如樞紐之內動不當煩擾筋骨使陽氣發泄於皮膚而傷於寒毒也若起居暴卒馳騁荒佚則

神氣浮越，無所綏寧矣。脉要精微論云：冬日在骨，蟄蟲周密，君子居室。四氣調神大論曰：冬三月，此謂閉藏。水氷地坼，无擾於陽。又曰：使志若伏若匿，若有私意，若已有得，去寒就溫，无泄皮膚，使氣亟奪。此之謂也。

第二章論因於暑暑者君火爲病火主動則散故自汗煩渴而多言也

又云：因於暑，汗煩則喘喝，靜則多言。次註云：此則不能靜慎，傷於寒毒，至夏而變暑病也。煩謂煩躁，靜謂安靜，喝謂大呵出聲也。言病因於暑，則當汗泄，不爲發表，邪熱內攻，中外

俱熱故煩躁喘數大呵而出其聲也若不煩
燥內熱外寒瘀熱攻中故多言而不欲也○
體若燔炭汗出而散次註云此重明可汗之
理也然體若燔炭之炎熱者何以救之必以
汗出乃熱
氣施散

第三章論因於濕濕者土濁之氣首爲諸陽之
會其位高而氣淸其體虛故聰明得而係焉濁
氣熏蒸淸道不通沉重而不爽利似乎有物以
蒙冒之失而不治濕鬱爲熱熱留不去大筋緛

短者熱傷血不能養筋故爲拘攣小筋弛長者濕傷筋不能束骨故爲痿弱因於濕首如裹各三字爲句濕熱不攘以下各四字爲句文正而意明

又云因於濕首如裹濕熱不攘大筋緛短小筋弛長緛短爲拘弛長爲痿 次註云表熱爲病當汗泄之反濕其首若濕物裹之望除其熱熱氣不釋兼濕内攻大筋受熱則縮而短小筋得濕則引而長縮短故拘攣而不伸引長故痿弱而無力攘除也緛縮也弛引也

第四章論因於氣爲腫下文不序病證蓋是脫簡四維相代二句與上文意不相屬亦衍文也

又云因於氣爲腫四維相代陽氣乃竭次注云素常氣疾濕熱加之氣濕熱爭故爲腫也然邪氣漸盛正氣侵微筋骨血肉互相代負故云四維相代也致邪代正氣不宣通衛無所從便至衰竭故言陽氣乃竭也衛者陽氣也（）類註云因於氣者凡衛氣營氣藏府之氣皆氣也一有不調均能致疾四維四支也相代更迭而病也因氣爲腫氣道不行也四支爲諸陽之本胃氣所在病甚而至四維相代即上文內閉九竅外壅肌肉衛氣解散之

謂其爲陽氣之時也可知

王太僕曰暑熱濕氣三病皆以爲發於傷寒之毒次第相仍展轉生病五段通爲一章余有疑焉暑病不治伏而生熱熱久生濕濕久氣病蓋有之矣内經止有冬傷於寒不卽病至夏有熱病之言未聞寒毒伏藏至夏發於暑病至於濕病亦蒙上文之熱謂及濕其首若濕物畏之望

除其熱當以因於濕首爲句如果濕文爲句則濕首之濕暴濕之濕皆人爲也與上下文列言寒暑之病因文義舛乖不容於不辨

冬傷於寒 陰陽應象大論云冬傷於寒春必病溫○素問熱論云凡病傷寒而成溫者先夏至日者爲病溫後夏至日者爲病暑暑當與汗皆出勿止○傷寒論卷之二傷寒例云中而即病者名曰傷寒不即病者寒毒藏肌膚至春變爲溫病至夏變爲暑病暑病者熱極重於溫也

暑熱 溯洄集中暑中熱辨云潔古云靜而得之爲中暑動

而得之爲中熱中暑者陰證中熱陽證東垣云避暑熱於深堂大厦得之者名曰中暑其病必頭痛惡寒身形拘急肢節疼痛而煩心肌膚火熱無汗爲房室之陰寒所遏使周身陽氣不得伸越大順散主之若行人或農夫於日中勞役得之者名曰中熱其病必苦頭痛發躁熱惡熱捫之肌膚大熱必大渴引飲汗大泄無氣以動乃爲天熱外傷肺氣蒼朮白虎湯主之竊謂暑熱者夏之令也大行於天地之間人或勞動或饑餓元氣虧乏不足以禦天令亢極於是受傷而爲病名曰中暑亦名曰中熱其實一也今乃以動靜所得分之何哉夫中暑熱者固多在勞役之人勞役則虛虛則邪入邪入則病不虛則天令雖亢

亦無由以傷之彼避暑於涼堂大廈得頭疼惡寒等證者蓋亦傷寒之類耳不可以中暑名之其所以煩心與肌膚火熱者非暑邪也身中陽氣受陰寒所遏而作也既非暑邪其可以中暑名乎苟欲治之則辛溫輕揚之劑發散可也云云

舛乖 文選西征賦云人度量之乖舛何相越之遼迴註乖舛不齊也

或曰先賢言溫濕寒濕風濕矣未聞有所謂濕熱病者攷之內經亦無有焉吾子無乃失之迂妄耶予曰六氣之中濕熱為病十居八九內經

發明濕熱此爲首出至真要大論曰濕上甚而熱其間或言濕而熱在中者或曰熱而濕在中者此聖人愛人論道之極致使天下後世不知濕熱之治法者太僕啓之也君其歸取原病式熟讀而審思之幸甚

温濕 醫統云兩脛逆冷胸腹滿頭目痛多汗妄言脈陽濡弱陰急小是名濕温因傷濕而復傷暑也云

寒濕 醫統又云濕家病身疼發熱面黃而喘頭痛鼻塞其脈大

自能飲食腹中和病有頭中風濕醫統又云
寒濕故鼻塞內藥鼻中即愈一身盡痛
發熱日晡所劇者此名風濕此病傷於汗出
當風或久傷冷所致也風濕脉浮身重汗出
惡
風
首出　易上彖云首出庶物萬國咸寧云云

太僕章句

因於寒欲如運樞起居如驚神氣乃浮因於暑
汗煩則喘喝靜則多言體若燔炭汗出而散
因於濕首句如裹濕句熱不攘句大筋緛短小

筋弛長緛短爲拘弛長爲痿

因於氣爲腫云云

新定章句

因於寒體若燔炭汗出而散

因於暑汗煩則喘喝靜則多言

因於濕句 首如裹句 濕熱不攘句 大筋緛短小

筋弛長緛短爲拘弛長爲痿

因於氣爲腫云云

云云　前漢書汲黯傳上方招文學儒者上曰吾欲云云　註師古曰云云猶言如此如此史略其辭耳○文選卷之四十二其言云云　註　銑曰云云謂辭多略而不能載也

倒倉論

素問靈蘭秘典論云脾胃者倉廩之官五味出焉○正傳云愚按內經謂脾胃者倉廩之官五味出焉今詳此法名爲倒倉謂傾倒倉廩之陳腐也○本綱牛下發明倒者推陳以致新也

經曰腸胃爲市以其無物不有而穀爲最多故謂之倉若積穀之室也倒者傾去積舊而滌灌使之潔淨也胃居中屬土喜容受而不能自運者也

腸胃爲市　素問刺禁論云脾爲之使胃爲之市　次注云水穀所歸五味皆入如市雜故爲市也　胃居中屬土　素問陽明脈解篇云陽明者胃脈也胃者土也

喜容受而　素問太陰陽明論云四支皆禀氣於胃而不得至經必因於脾

乃得稟也　註證云　四支皆稟氣于胃而胃氣不能自至於四支之各經必因於脾氣之所運則胃中水穀之氣化爲精微之氣者乃得至于四支也

人之飲食過適口之物寧無過量而傷積之乎七情之偏五味之厚寧無傷於沖和之德乎糟粕之餘停痰瘀血互相糾纏日積月深鬱結成聚甚者如核桃之穰諸般奇形之蟲中宮不清矣土德不和矣誠於中形於外發爲癱瘓爲勞

瘀爲蠱脹爲癩疾爲無名奇病無過量丨 素問痺論云飲食自倍腸胃乃傷次註云府以飲食見傷皆謂過用越性則受其邪 七情之偏 喜怒憂思悲恐驚也喜傷心怒傷肝憂傷肺思傷脾悲傷肺驚傷膽恐傷腎○偏者謂過分之義也○大學傳八章云人之所其親愛而辟焉云云註云辟猶偏也五者在人本有當然之則然常人之情惟其所向而不加察則必陷於一偏而身不脩矣 五味之厚 靈樞五五味篇云黃帝問於少俞曰五味入於口也各有所走各有所病酸走筋多食之令人癃云云 糟粕之餘 靈樞五味篇云

穀氣津液已行營衛大通乃化糟粕以次傳
下　類註云人受氣於穀故穀氣入於營衛其
糟粕之質降爲便溺以次下　糾纆　文選卷之十三鵩賦
傳而出於大腸膀胱之竅
云夫禍之與福兮何異糾纆註　本
字林曰糾兩合繩纆三合繩也　核桃之稜　編
云胡桃發嵐陝洛之間甚多外有青
皮包之胡桃乃核也核中稜爲胡桃　奇形之
蟲　古今醫統四十六癆瘵門云虛癆熱毒積
久則生異物惡蟲食人臟腑精華變生諸
般奇狀誠可　誠於中　大學第六章云人之視
驚駭　云云　已如見其肺肝然則何
益矣此謂誠於　癱瘓　正傳云癱者坦也筋脉
中形於外　云云　弛縱坦然而不舉也瘓

者溢也血氣散慢溢然而不用也

癆瘵 雜著曰男子二十前後色欲過度損傷精血必生陰虛火動病肺中盜汗午後發熱哈哈咳嗽倦怠無力飲食少進甚則痰涎帶血咯唾出血或咳血吐血衂血身熱脉沉數肌肉消痩此名癆瘵

癩疾 素問風論云癘者有榮氣熱胕其氣不清故使其鼻柱壞而色敗皮膚瘍潰風寒客於脉而不去名曰癘風註發云癘音賴胕當作腐古今醫統癘風門云癘風證則今之所謂大風又謂之癩風寔受天地間殺物之風古人謂之癘者以其酷烈暴悍可畏矣見詳于二由千金病源

先哲製爲萬病丸溫白丸等劑攻補兼施寒熱

並用期中病情非不工巧然不若倒倉之爲便捷也

萬病丸 局方卷之八 耆婆萬病圓 療七種癖塊五種癲病十種疰忤七種飛尸十二種蠱毒五種黃病十二種瘧疾十種水病八種大風十二種瘰痺云云 故稱萬病圓

牛黃研細 黃芩 芫花醋炒赤 禹餘粮醋淬研飛 雄黃研飛 芎藭 人參去蘆 紫菀去蘆頭 蒲黃微炒 麝香研 當歸去蘆 桔梗去蘆 大戟剉炒

乾薑炮 防風去蘆 黃連去鬚 朱砂研飛 犀角鎊 前胡去苗 巴豆去皮心膜炒 細辛去苗 葶藶炒 肉桂去麁皮 桑白皮剉炒 茯苓去皮 芍藥 川椒去目及閉口者微炒出汗 甘遂各壹兩 芫青貳十八枚入糯米同炒米色黃黑去頭足翅 蜈蚣壹十二節去頭足炙 石蜥蜴去頭尾足炙壹寸

右為細末入研藥勻煉蜜為圓如小豆大云云

溫白圓治心腹積聚久癖塊云云

川烏頭炮去皮臍貳兩半　紫菀去苗葉及土　菖蒲　柴胡去芦頭　厚朴去麁皮生薑製　桔梗　皂莢去皮子炒　吳茱萸　茯苓去麁皮　乾薑炮　巴豆去心皮膜出油炒研　黃連去鬚　人參去芦頭　肉桂去麁皮　蜀椒去目及閉口者微炒去汗

各半兩

右爲細末入巴豆令匀煉蜜爲圓如梧桐子大云云

便捷 簡便捷法之義韓詩外傳勇毅強果則輔之以道術齊給便捷則安之以靜退

以黄牡牛擇肥者買一二十斤長流水煮糜爛融入湯中爲液以布濾出查滓取淨汁入鍋中文火熬成琥珀色則成矣

黄牛肉 本綱主治別錄云安中益氣養脾胃○孫思邈云補益腰脚止消渴及唾涎○發明王綸云牛肉本補脾胃之物非吐下藥也特飲之既滿而溢爾借補爲瀉故病去而胃得補亦奇法也但病非腸胃者似難施之

長流水 正傳或問云謂長流

水者即千里水也但當取其流長而來遠耳不可泥於千里者以其性遠而通達歷科坎已多故取以煎煮手足四末之病道路遠之藥及通利大小便之用也　琥珀色

入門云松脂入地千年化成

○琥珀色者黄色而華光也

每飲一鍾少時又飲如此者積數十鍾寒月則重湯溫而飲之病在上者欲其吐多病在下者欲其利多病有中者欲其吐下俱多全在活法而爲之緩急多寡也須先置一室明快而不通

者以安病人視所出之物可盡病根則止吐利後或渴不得與湯其小便必長取以飲病者名曰輪迴酒與一二碗非惟可以止渴抑且可以滌濯餘垢睡一二日覺飢甚乃與粥淡食之待三日後始與少菜羹自養半月覺精神渙發形體輕健沉痾悉安矣其後須五年忌牛肉

一鍾（纂要正傳作一杯鍾與杯義同）緩急多寡（纂要註云連飲之急則逆

上而吐多緩則順下而利多矣盡病根則止心法附餘云大抵先見下方可使吐須極吐下何其上下積俱出盡在大便中見如胡桃肉狀無與氣則止

輪廻酒

正傳卷之三積聚門倒倉下云夫倒倉法全藉自飲輪廻酒十數杯以祛逐餘垢迎接調勻新布榮衛使藏氣肓膜生意敷暢有脫胎換骨之功也多嫌其穢因致中綴而功虧一簣若非明物理通造化者其肯視爲美醞良味乎〇續醫說卷之八云輪廻酒人尿也有火病者時飲一甌以酒滌口久服有効跌撲傷損胸次脹悶者尤宜用之婦人分娩後即以和酒煎服無產後諸病南京吏侍張公綸常在錦衣獄六七年不通藥餌胸膈不

利眼痛頭疼發熱輒飲此物無不見効又潘王府長史王庭任國子學正時病大便下血勢頗危殆一日昏憒中聞有人云服藥誤矣喫小水好庭信之飲小水一盞頓甦逐日飲之病勢漸愈

五年忌牛肉 附餘云未行此法前一月不近婦人已行此法半年不可近婦人五年不得喫牛肉性急好嬈不守禁忌者不可行此法

吾師許文懿始病心痛用藥燥熱香辛如丁附桂姜輩治數十年而足攣痛甚且惡寒而多嘔甚而至於靈砂黑錫黃芽歲丹繼之以艾火十

餘萬又雜治數年而痛甚自分為廢人矣衆工亦技窮矣如此者又數年因其煩渴思食者一月以通聖散與半月餘而大腑逼迫後重肛門熱氣如燒始服下積滯如五色爛錦者如桐燭油凝者近半月而病似退又半月而略思穀而兩足難移計無所出至次年三月遂作此法節節如應因得為全人次年再得一男又十四年

以壽終

許文懿　十九史略卷之八云金華處士字益之號曰白雲先生後謚曰文懿云云○大明一統志卷之四十二云許謙金華人父觥浮梁進士未顯而没謙自刻力學於書無所不讀聞金履祥道學往從之以求聖賢之心晚年四方來從者數百人然素志沖澹恬不進名也號曰白雲先生所著有詩集傳四書叢説

得靈砂黒錫｜劫

方痼冷門有金粟黄芽丹又名太乙紫霞丹靈砂丹黒錫丹歳丹之諸方○愚按靈砂丹黒錫丹共見于局方或云黄朱硫黄之義也考之於局方金液丹是也以其處治之法而思之

理或然矣

桕燭油 本綱木部烏臼木釋名鵶臼時珍云烏臼烏喜食其歲丹未詳子因以名之○集解時珍云南方平澤甚多今江西人種蒔采子蒸煮取脂澆燭貨之子上皮脂勝于仁也○一本柏作捜搜者聚也

計無所出 史記列傳二十六荊軻傳云於期每念之常痛於骨髓顧計不知所出也

其餘與藥一婦人久年脚氣吐利而安又鎮海萬戸蕭伯善公以便溺而精不禁親與試之有效又臨海林兄患久嗽吐紅發熱消瘦衆以爲

察有方不應召予視之脉兩手弦數日輕夜重計無所出亦因此而安時冬月也第二年得一子

吐紅　正傳倒倉法末云愚案内經謂脾胃者倉廩之官五味出焉大腸者傳道之官變化出焉小腸者受盛之官化物出焉今詳此法名爲倒倉謂傾倒倉廩之陳腐也其論中反覆叮嚀之意無非只爲腸胃中痰積膠固及化生諸般奇形之虫誠恐癇疾難療愚嘗屢試明驗惟脾胃與大小腸有食積痰飲而爲腹痛痞癖食瘧黄疸痞滿惡心噯氣嘈

雜吞酸等症行之無不應乎獲效其餘一應氣血虛損與夫反胃膈噎鼓脹癆瘵大風真病已成及肥白氣虛之人或一切症候脉虛軟無力者切不可輕試以致招咎愆丹溪有謂咯血吐紅久病嘗用此法而愈者蓋必其人胃中痰火大盛而其氣壯實未衰亦在丹溪之高見親手用之則可今人效顰而妄以似是而非者行之是乃徒取誚於諸人而反謗以丹溪之法不堪信也慎之慎之

牛坤土也黃土之色也以順爲德而效法乎健以爲功者牡之用也肉者胃之藥也熟而爲液

無形之物也橫散入肉絡由腸胃而滲透肌膚毛竅爪甲無不入也積聚久則形質成依附腸胃回薄曲折處以爲栖泊之窠臼阻礙津液氣血薰蒸燔灼成病自非剖腸刮骨之神妙孰能去之又豈合勺銖兩之丸散所能窺犯其藩墻戶牖乎

牛坤土 本綱發明韓懋言牛肉補氣與黃芪同功觀丹溪朱氏倒倉法論而引申

觸類則牛之補生可心解矣云云**以順爲德**坤卦云坤之道其順乎承天而時行**效法乎健**說卦云乾健也言天之躰以健爲用**剖腸刮脅**三國志卷之十三云華佗字元化沛國譙人也其人神妙世之罕見凢有患或用藥或灸或鍼隨手而愈若在五藏六府之內藥不能攻者乃用麻沸散飲須臾便似醉死佗用太刀乃剖開其腹煎湯洗藏刳肺肝心略无疼痛然後用藥線縫合敷上藥末或一月二十日之間即平復矣其神妙如此

竊詳肉液之散溢腸胃受之其厚皆倍於前有

似乎腫其回薄曲折處非復向時之舊肉液充滿流行有如洪水泛漲其浮莝陳逐蕩推朽皆漾順流而下不可停留表者因吐而汗清道者自吐而漏濁道者自泄而去凡屬滯礙一洗而定牛肉全重厚和順之性盎然渙然潤澤枯槁補益匱損寧無精神渙發之樂乎正似武王克商之後散財發粟以賑殷民之仰望也其方出

於四域之異人人於中年後亦行一二次亦欲疾養壽之一助也

其浮莖陳逐蕩推朽皆漾順流而下 王肯堂本作其浮莖

陳朽皆推逐蕩漾順流而下〇莖陳素問湯液醪醴論云去宛陳莝次註云謂去積久之水物猶草莖之不可久留身中也〇註證云宛積也陳莝陳草也邪氣之在人身猶草莖之陳

積也 盎然 於面盎然盎於背註云盎豐厚盈溢之 渙然 杜元凱左傳序云渙然冰釋怡然理順然後為得也林氏註云渙然意

解散如春 **似武王克商** 書武成云癸亥陳于商郊俟天休命甲子昧爽受率其旅若林會于牧野罔有敵于我師前徒倒戈攻于後以北血流漂杵一戎衣天下大定乃反商政由舊釋箕子囚封比干墓式商容閭散鹿臺之材發鉅橋之粟大賚于四海而萬姓悅服云云

西域之 讀醫說卷之一云丹溪醫之聖者也其爲格致餘論一書超過今古奚啻輊議然沉湎反覆竊有可疑者焉云云至如制今一法且丹溪自云術之西域異人近世余目擊士夫數人信行此法死者相繼噫西域之人殊方異域風氣不同稟賦亦異此法豈可行於東南柔弱之人乎門人誤錄於勞瘵吐血

門中爲禍甚大且勞瘵咳血真陰虧損藏府脾胃虛弱津液枯竭不宜吐瀉昔徐文伯治范雲之疾有取汗之戒尚促天年况吐下之法施於勞損之人可乎或以是罪余輕議前人者余應之曰孫真人千金方有房中補益法丹溪辨之曰苟無聖賢之心神仙之骨未易爲也又曰若以房中爲補殺人多矣丹溪能爲孫公之忠臣余願不能爲丹溪之忠臣乎語曰不以人廢言使丹溪復生其殆不廢余言矣

相火論

翁傳云一日門人趙良仁問太極之旨翁以陰陽造化之精微與醫道相出入者論之且

曰吾於諸生中未嘗論至於此今以吾子所
問故偶及之是蓋以道相告非徒以醫言也
太極動而生陽靜而生陰陽動而變陰靜而合
而生水火木金土各一其性
太極動〜 上繫辭云易有太極是生兩儀云云
係辭疏云太極謂天地未分之前
元氣混而爲一是太初太一也○性理會通
云馮時可太極説曰易有太極夫子賛易之
詞也太者無上之稱也極者獨至之稱也太
極者三極之総名也○易説卦太全柴氏中
行曰太極何物也至中至不偏不倚道之太
原也造化日夜運轉消息盈虛屈伸往來之

中如是至精至妙至廣至大之理上極天地之始下極天地之終云云 ○性理太全卷之一云無極而太極註云上天之載無聲無臭而實造化之樞紐品彙之根柢也故曰無極而太極非太極之外復有無極也 ○太極動而生陽動極而靜靜而生陰靜極復動一動一靜互爲其根分陰分陽兩儀立焉註云太極之有動靜是天命之流行也所謂一陰一陽之謂道誠者聖人之本物之終始而命之道也其動也誠之通也繼之者善萬物之所資以始也其靜也誠之復也成之者性萬物各正其性命也動極而靜靜極復動一動一靜互爲其根命之所以流行而不已也動而生陽靜而生陰分陰分陽兩儀立焉分之所

以一定而不移也蓋太極者本然之妙也動靜者所乘之機也太極形而上之道也陰陽形而下之器也是以自其著者而觀之則動靜不同時陰陽不同位而太極無不在焉自其微者而觀之則冲漠無朕而動靜陰陽之理已悉具於其中矣雖然推之於前而不見其始之合引之於後而不見其終之離也故程子曰動靜無端陰陽無始非知道者孰能識之○陽變陰合而生水火木金土五氣順布四時行焉 註云有太極則一動一靜而兩儀分有陰陽則一變一合而五行具然五行者質具於地而氣行於天者也以質而語其生之序則曰水火木金土而水木陽也火金陰也以氣而語其行之序則曰木火土金水

而木火陽也水金陰也又統而言之則氣陽而質陰也又錯而言之則動陽而靜陰也蓋五行之變至於不可窮然無適而非陰陽之道至其所以爲陰陽者則又無適而非太極之本然也夫豈有所虧欠間隔哉〇五行一陰陽也陰陽一太極也太極本無極也五行之生也各一其性註云五行具則造化發育之具無不備矣故又即此而推本之以明其渾然一體莫非無極之妙而無極之妙亦未嘗不各具於一物之中也蓋五行異質四時異氣而皆不能外乎陰陽陰陽異位動靜異時而皆不能離乎太極至於所以爲太極者又初無聲臭之可言是性之本體然也天下豈有性外之物哉然五行之生隨其氣質而

所稟不同所謂各一其性也各一其性則渾然太極之全體無不各具於一物之中而性之無所不在

又可見矣

惟火有二曰君火人火也曰相火天火也火內陰而外陽主乎動者也故凡動皆屬火

惟火有二 素問天元紀大論類註愚按云或曰六氣中五行各一性火言二何也曰天地之道陰陽而已陽主生陰主殺使陽氣不充則生意終於不廣故陽道實陰道虛陽氣剛陰氣柔此天地陰陽當然之道且六氣之分屬陰者三濕燥寒是也屬陽者二

風熱而已使火無君相之化則陰勝於陽而殺甚於生矣此二火之所以必不可無也若因惟火有二便謂陽常有餘而專意抑之則伐天之和伐生之本莫此爲甚此等大義學者最宜詳察○本綱火之部集解李時珍云火者五行之一有氣而無質造化兩間生殺萬物顯仁藏用神妙無窮火之用其至矣哉愚嘗繹而思之五行皆一惟火有二二者陰火陽火也其綱凡三其目凡十有二所謂三者天火也地火也人火也所謂十有二者天之火四地之火五人之火三也試申言之天之陽火二太陽眞火也星精飛火也天之陰火二龍火也雷火也地之陽火三鑽木之火也擊石之火也戛金之火也地之陰火二石油之

火也水中之火也人之陽火一丙丁君火也人之陰火二命門相火也三昧之火也合而言之陽火六陰火亦六共十二焉諸陽火遇草而焫得木而燔可以濕伏可以水滅諸陰火不焚草木而流金石得濕愈焰遇水益熾以水折之則光焰詣天物窮方止以火逐之以灰撲之則灼性自消光焰自滅故人之言反於身者上體於天而下驗於物則君火相火正治從治之理思過半矣此外又有蕭丘之寒火澤中之陽焰野外之鬼燐金銀之精氣此皆似火而不能焚物者也至於樟腦猾髓皆能水中發火濃酒積油得熱氣則火自生南荒有厭火之民食火之獸西戎有食火之鳥火鴉蝙蝠能食焰煙火龜火鼠生於火

地此皆五行物理之常而乍聞者目爲怪異益味深請乎此理故爾云云 火內陰而外陽蓋南方離三卦○草木子云火外明而內暗根也水外暗而內明也二物之象亦可見也

以名而言形氣相生配於五行故謂之君以位而言生於虛無守位稟命因其動而可見故謂之相

以名而言素問天元紀大論云君火以明相火以位次註云君火在相火

之右但立名於君位不立歲氣故天之以氣不遇其氣以行君火之政守位而奉天之命以宣行火令亦以名奉天故曰君火以名守位稟命故曰相火以位〇類註云愚按王氏注此曰君火在相火之右但立名於君位不立歲氣又曰以名奉天故曰君火以名守位稟命故曰相火以位詳此說是將明字改爲名字則殊爲不然此蓋因至真要大論言少陰不司氣化故引其意而云君火不立歲氣殊不知彼言不司氣化者言君火不主五運之化非言六氣也如子午之歲上見少陰則六氣分主天地各有所司何謂不立歲氣且君爲大主又豈寄空名於上者乎以致後學宗之皆謂君火以名竟將明字滅去大失先

聖至要之旨夫天人之用神明而已惟神則明惟明乃神天得之而明照萬方人得之而明見萬里皆此明字之用誠天地萬物不可須臾離者故氣交變大論曰天地動靜神明爲之紀生氣通天論曰陽氣者若天與日失其所則折壽而不彰故天運當以日光明此皆君火以明之義也又如周易說卦傳曰離也者明也萬物皆相見南方之卦也聖人南面而聽天下嚮明而治蓋取諸此也由此言之則天時人事無不賴此明字爲之主宰而後人泯去之其失爲何如哉不得不正○又按君火以明相火以位雖注義如前然以凡火觀之則其氣質上下亦自在君相明位之辨蓋明者光也火之氣也位者形也火之質

也如一寸之燈光被滿室此氣之發然也盈
爐之炭有熱無燄此質之爲然也夫燄之與
炭皆火也然燄明而炭暗燄虛而質實燄動
而質靜燄上而質下以此證之則其氣之與
質固自有上下之分亦豈非君相之辨乎是
以君火居上爲日之明以照天道故於人也
屬心而神明出焉相火居下爲原泉之溫以
生養萬物故於人屬腎而元陽蓄焉所以六
氣之序君火在前相火在後前者肇物之生
後者成物之實而三百六十日中前後二火
所主者止四五六七月共一百二十日以成
一歲化育之功此君相二火之爲用云云

天主生物故恒於動人有此生亦恒於動其所

以恒於動皆相火之爲也見於天者出於龍雷則木之氣出於海則水之氣也具於人者寄於肝腎二部肝屬木而腎屬水也膽者肝之腑膀胱者腎之腑心胞絡者腎之配三焦以焦言而下焦司肝腎之分皆陰而下者也

見於天 素問至真要大論云寒者熱之熱者寒之微者逆之甚者從之次註云夫病之微少者猶人火也遇草而焫得木而燔可以濕伏可以水滅故逆其性氣以折

之攻之病之太甚者猶龍火也得濕而焰遇水而燔不知其性以水濕折之適足以光焔詣天物窮方止矣識其性者反常之理以火逐之則燔灼自消焔光撲滅然云云〇正傳或問云相火固無定躰在上則寄于肝膽胞絡之間發則如龍火飛躍于雲漢而爲雷霆也在下則寓于兩腎之内發則如 心胞絡
龍火鼓舞于湖海而爲波濤也

原病式云右腎命門小心爲手厥陰包絡之藏故與手少陽三焦合爲表裏神脉同出見于右尺也二經俱是相火相行君命故曰命門〇正傳或問曰夫内經以心胞絡爲藏配合三焦而爲六藏六府總爲十二經也其兩腎本爲一藏初無左右之分越人始分之亦

未嘗言其爲相火之藏王叔和始立說以三焦命門爲表裏亦有深意寓焉蓋命門雖爲水藏實爲相火所寓之地其意蓋謂左屬陽右屬陰左屬血右屬氣左屬水右屬火靜守常而主乎水動處變而化爲火者也云云

三焦以焦言 難經本義云三焦相火也火能腐熟萬物焦從火亦腐物之氣命名取義或有在於此歟

天非此火不能生物人非此火不能有生天之火雖出於木而皆本乎地故雷非伏龍非蟄海非附於地則不能鳴不能飛不能波也鳴也飛

也滅也動而爲火者肝腎之陰悉具相火人而同乎天也

雷非伏 周易豫卦象云雷出地奮豫云傳云雷者陽氣奮發陰陽相薄而成聲也陽始潛閉地中及其動則出地奮震也

龍非蟄 格物論云龍水物鱗虫之長也有鱗曰蛟龍有翼曰應龍有角曰虬龍無角曰螭龍未升天曰蟠龍然善變化能幽能明能小能大春分而登天秋分而入川云云

或曰相火天人之所同何東垣以爲元氣之賊

又曰火與元氣不兩立一勝則一負然則如之何而可以使之無勝負也

爲元氣之賊　脾胃論卷之二飲食勞倦所傷始爲熱中論云若飲食失節寒溫不適則脾胃乃傷喜怒憂恐損耗元氣既脾胃氣衰元氣不足而心火獨盛心火者陰火也起於下焦其系繫於心心不主令相火代之相火下焦包絡之火元氣之賊也火與元氣不兩立一勝則一負脾胃氣虛則下流於腎陰火得以乘其土位云云

曰周子曰神發知矣五性感物而萬事出有知

之後五者之性爲物所感不能不動謂之動者即內經五火也相火易起五性厥陽之火相扇則妄動矣火起於妄變化莫測無時不有煎熬眞陰陰虛則病陰絶則死

周子

建安葉釆曰周子名惇實字茂叔避厚陵藩邸名改惇頤世爲道州營道人管道縣出郭三十里有村落曰濂溪周子家焉先生晩年卜居廬阜築室臨流寓濂溪之名

性理大全卷之一云惟人也得其秀

神發知而最靈形既生矣神發知矣五性感

動而善惡分萬事出矣註云此言衆人具動靜之理而常失之於動也蓋人物之生莫不有太極之道焉然陰陽五行氣質交運而人之所稟獨得其秀故其心爲最靈而有以不失其性之全所謂天地之心而人之極也然形生於陰神發於陽五常之性感物而動而陽善陰惡又以類分而五性之殊散爲萬事蓋二氣五行化生萬物其在人者又如此自非聖人全體太極有以定之則欲動情勝利害相攻人極不立而違禽獸不遠矣○靈樞本神篇類註愚按云神者靈明之化也無非理氣而已理從氣行氣從形見凡理氣所至即陰陽之所居陰陽所居即神明之所在故曰陰陽者神明之府也天元紀大論曰陰陽

不測之謂神氣交變大論曰善言化言變者通神明之理易曰知變化之道者其知神之所爲乎是皆神之爲義然萬物之神隨象而應人身之神惟心所主故本經曰心藏神又曰心者君主之官神明出焉此即吾身之元神也外如魂魄志意五神五志之類孰匪元神所化而統乎一心是以心正則萬神俱正心邪則萬神俱邪迨其變態莫可名狀如八正神明論曰神乎神耳不聞目明心開而志先慧然獨悟口弗能言俱視獨見適若昏昭然獨明若風吹雲故曰神淮南子曰或問神曰心請聞之曰潛天而天潛地而地天地神明而不測者也黃庭經曰至道不煩訣存真泥丸百節皆有神金丹大要曰心爲一身君

主萬神爲之聽命以故靈臺知覺作生作滅隨機應境千變萬化瞬息千里夢寐百般又能逆料未來推測禍福大而天下國家小而僻陋鄙隙無所不至然則神至心必至心住神亦住云

內經五火

素問解精微論曰夫一水不勝五火故目眥盲次註云一水目也五火謂五藏之厥陽也

陰虛則病

靈樞本神篇云五藏主藏精者也不可傷傷則失守而陰虛陰虛則無氣無氣則死矣

君火之氣經以暑與濕言之相火之氣經以火言之蓋表其暴悍酷烈有甚於君火者也故曰

相火元氣之賊

暑與濕 一本濕作溢○醫綱醫統作暑與熱○素問至真要大論云少陰司天其化以熱

以火言 至真要大論云少陽司天其化以火

酷烈 前漢書刑法志其使民也酷烈註師古曰酷重厚也烈猛威也○文選四十四陳孔璋為袁紹檄豫州云無道之臣貪殘酷烈註向曰酷烈猶毒害也

周子又曰聖人定之以中正仁義而主靜朱子曰必使道心常爲一身之主而人心每聽命焉

此善處乎火者人心聽命乎道心而又能主之以靜彼五火之動皆中節相火惟有裨補造化以為生生不息之運用耳何賊之有

周子文曰　性理大全云聖人定之以中正仁義而主靜立人極焉故聖人與天地合其德日月合其明四時合其序鬼神合其吉凶註云此言聖人全動靜之德而常本之於靜也聖人稟陰陽五行之秀氣以生而聖人之生又得其秀之秀者是以其行之也中其處之也正其發之也仁其裁之也義蓋一動一靜莫不有以全夫太極之道而無

所蔽焉則向之所謂欲動情勝利害相攻者於此乎定矣然靜者誠之復而性之眞也苟非此心寂然無欲而靜則又何以酬酢事物之變而一天下之動哉故聖人中正仁義動靜周流而其動也必主乎靜此其所以成位乎中而天地日月四時鬼神有所不能違也蓋必體立而後用有以行若程子論乾坤動靜而曰不專一則不能直遂不翕聚則不能發散亦此意爾

朱子 太明一統志云朱子名熹字元晦又云仲晦居紫陽山下後築室建陽號雲谷老人其草堂曰晦庵自號晦翁晚居考亭精舍號滄洲病叟故後號遯翁云

必使道心一 中庸序云必使道心常爲一身之主而人心每聽命焉 大云

全云 問人心可以無否朱子曰如何無得但以道心爲主而人心每聽道心之區處方可〇有道心而人心爲所節制人心皆道心也〇人心是此身有知覺嗜欲者豈能無但爲物誘而至於陷溺則爲害爾故聖人以爲此人心有知覺嗜欲然無所主宰則流而忘反不可據以爲安故曰危道心則是義理之心可以爲人心之主宰而人心據以爲準者也然道心却雜出於人心之間微而難見故必須精之一之而後中可執然此又非有兩心也只是義理與人欲之辨爾

動皆中節

中庸云喜怒哀樂之未發謂之中發而皆中節謂之和註云發皆中節性之正也無所乖戾故謂之和 大全 延平李氏曰方其

未發是所謂中也性也及其發而中節也則謂之和其不中節也則有不和矣和不和之異皆既發焉而後見之是情也非性也○北溪陳氏曰節者限制也其人情之準的乎只是得其當然之理無些過不及云云

或曰内經相火注曰少陰少陽矣未嘗言及厥陰太陽而五子言之何邪曰足太陽少陰東垣嘗言之矣治以炒蘗取其味辛能瀉水中之火是也戴人亦言膽與三焦尋火治肝和胞絡都

無異此歷指龍雷之火也予亦備述天人之火皆生於動如上文所云者實推廣二公之意

內經相火注　素問六微旨大論云顯明之右君火之位也君火之右退行一步相火治之次註云三之氣分相火治之所謂少陽也君火之位所謂少陰熱之分也云云

東垣|辨惑論云仲景之法血虛以人參補之陽旺則能生陰血更以當歸和之云云少加黃柏以救腎水能瀉陰中之伏火云云

其味辛　藥本經味苦寒○本綱元素曰性寒味苦又曰苦厚微辛

戴人亦言　儒門事親辨十二經水火分治法條膽與

三焦尋火治肝和・包絡都無異云云

或曰內經言火不一往往於六氣見之言臟腑者未之見也二公豈宅有所據耶予能爲我言之乎經曰百病皆生於風寒暑濕燥火之動而爲變者岐伯歷舉病機一十九條而屬火者五此非相火之爲病之出於臟腑者乎

經曰百病素問至真要大論云夫百病之生也皆生于風寒暑濕燥火以之化

之變也 病機 又云帝曰願聞病機如何類註云機者要也變也病變所由出也病隨氣動必察其機治之得其要是無失氣宜也

攷諸內經少陽病爲瘛瘲太陽病時眩仆少陽病脊暴痟鬱冒不知人非諸熱瞀瘛之屬火乎

瘛瘲 素問至真要大論少陽司天客勝則云云內爲瘛瘲類註云瘛瘲音翅縱瘛爲拘攣縱爲弛縱○明理論云瘛者筋脈急而縮也瘲者筋脈緩而伸也 太陽病時眩仆 又太陽之復時眩仆○眩目眩亂也仆猝倒也 少陽病脊暴痟

一本作少陰是也少陽條共無此文○至真要大論少陰之復暴瘖心痛鬱冒不知人瞀字無之原病式云瞀昏也如酒醉而心火熱甚則神濁昧而瞀昏也○鬱冒鬱林集要云鬱結爲氣不舒冒爲昏冒而神不清也世俗謂之昏迷是也○醫説卷之八云人平居無苦疾忽如死人身不動搖默默不知人目閉不能開口禁不能言或微知人惡聞人聲但如眩冒移時方寤此由已汗過多血少氣并於血陽獨上而不下氣壅塞而不行故身如死氣過血還陰陽復通故移時方寤名曰鬱冒云

○至真要大論云諸熱瞀瘛皆屬火

少陽病惡寒鼓慄膽病振寒少陰病洒淅惡寒

振慄厥陰病洒淅振寒非諸禁鼓慄如喪神守之屬火乎少陽病嘔逆厥氣上行膀胱病衝頭痛太陽病厥氣上衝胸小腹控睾引腰脊上衝心少陰病氣上衝胸嘔逆非諸逆衝上之屬火乎少陽病讝妄太陽病讝妄膀胱病狂顛非諸躁狂越之屬火乎少陽病胕腫善驚少陰病瞀熱以酸胕腫不能久立非諸病胕腫疼酸驚駭

之屬火乎

膽病振寒 靈樞經脉篇膽足少陽也所生病者云云汗出振寒瘧類註云少陽居二陽之中半表半裏者也故陽勝則汗出風勝則振寒爲瘧

膀胱病ー 經脉篇又云膀胱足太陽也是動則病衝頭痛類註云本經脉上額交巔入絡腦故邪氣上衝而爲頭痛

少陰病氣上衝胸嘔逆 至真要大論少陰在泉云云七勝則厥氣上行心痛發熱類註云主勝則君火受制於羣陰故爲厥氣上行心痛發熱等病

膀胱病狂顛 經脉篇云膀胱足太陽也是主筋所生病者痔瘧狂癲疾

少

陰病瞀熱丨　至真要大論少陰在泉客勝則云云瞀熱以酸胕腫不能久立頹

註云客勝則腰尻下部爲痛云云爲胕腫不能久立者火在太陰脾主肌肉四支也

又原病式曰諸風掉眩屬於肝火之動也諸氣膹鬱病痿屬於肺火之升也諸濕腫滿屬於脾火之勝也諸痛痒瘡瘍屬於心火之用也是皆火之爲病出於臟腑者然也注文未之發耳以陳無擇之遍敏且以暖熾論君火日用之火

言相火而又不曾深及宜乎後之人不無聾瞽也悲夫

原病式曰　原病式五運主病云諸風掉眩皆屬於肝掉搖也眩昬亂旋運也風主動故也所謂風氣甚而頭目眩運者由風木旺必是金衰不能制木而木復生火風火皆屬陽多爲兼化陽主乎動兩動相搏則爲之旋轉○又云諸氣膹鬱病痿皆屬肺金膹謂膹滿也鬱謂奔迫也痿謂手足痿弱無力以運動也大抵肺主氣氣爲陽陽主輕清而升故肺居上部病則其氣膹滿奔迫不能上升至於手足痿弱不能收持○又云諸

湿腫滿皆屬脾土地之體也土濕極其痞塞腫滿物湿亦然故長夏屬土則庶物隆盛也又云諸痛痒瘡瘍皆屬心火人近火氣者微熱則痒熱甚則痛附近則灼而爲瘡皆火之用

陳無擇 源流云陳言字無擇宋高宗紹興中青田鶴溪人著三因極一病源論粹凡十八卷一百八十門得方一千五十餘道○三因方卷之五云五行各一惟火有二者乃君相之不同相火則麗于五行人之日用之者是也至於君火乃二氣之本源万物之所資始人之初生必投生於父精母血之中成形精屬腎腎屬水故天一而生水血屬心心屬火故地二而生火識爲玄玄屬水故天三而生木乃太一含三引八之義

也亦道生一一生二二生三之數也則知精血乃則成於識以識動則暖靜則息靜息先象暖觸可知故命此暖識以爲君火正內與所謂暖識息三連持壽命者是也然則所以謂之君者以不行炎暑象君之德万物資始象君之化位居少陽象君之政神明出入象君之令故君亦天也天亦君也乾以元亨利正而運行於其上君以德化政令而輔成於其下天道順序則生長化收藏不失其時君道物順故進退存亡不失其正其實皆一理也此象取法雖上配於心腎推而明之一點精明無物不備也宜君火之用上合昭昭下合冥冥與萬物俱生而無所間斷也醫者苟不明此皆隨於術數伎藝與夫瞽史之用易

拘拘於卜筮休咎之中吾見其大蔽聖人之道未聞有益於天下後世也悲夫聾瞽荘子逍遥遊云瞽者無以與乎文章觀聾者無以與乎鐘鼓之聲豈唯形骸有聾盲哉夫知亦有之

格致餘論疏鈔卷之七

格致餘論疏鈔卷之八

左大順男右大順女論

肺主氣其脉居右寸脾胃命門三焦各以氣爲變化運用故皆附焉心主血其脉居左寸肝膽腎膀胱皆精血之隧道筦庫故亦附焉男以氣成胎則氣爲之主女挾血成胎則血爲之主男子久病右脉充於左者有胃氣也病雖重可治

女子久病左脈充於右者有胃氣也病雖重可治反此者虛之甚也

筦庫 禮記檀弓下云所舉於晉國管庫之士七十有餘家 集說云管鍵也即今之鎖庫之藏物以管爲開閉之限云 ○玉篇云管亦作筦 ○于此所謂筦庫藏蓄之義也

或曰左心小腸肝膽腎膀胱右肺大腸脾胃命門三焦男女所同不易之位也脈法贊曰左大順男右大順女吾子之言非惟左右倒置似以

大爲克果有說以通之乎曰大本病脉也今以大爲順蓋有克足之義故敢以克言之脉經一部諄諄於敎爲醫者爾此左右當以醫者爲言若主於病奚止於千里之謬

脉法贊曰

脉經卷之第一脉法贊曰肝心出左脾肺出右腎與命門俱出尺部魂魄穀神皆見寸口左主司官右主司府左大順男右大順女關前一分人迎之主左爲人迎右爲氣口神門決斷兩在關後人無二脉病死不愈諸經損減各隨其部察按陰陽

誰與先後陰病治宮陽病治府奇邪所合如何揣取審而知者鍼入病愈（一）素問脉要精微論類云愚按云王氏脉經乃謂心部在左手關前寸口是也與手太陽為表裏以小腸合為府合於上焦肺部在右手關前寸口是也與手陽明為表裏以太腸合為府合於上焦以致後人遂有左心小腸右肺大腸之配下及居上其謬甚矣據其所言不過以藏府之配合如此豈知經分表裏脉有不同如脾經自足而上行走腹胃經自頭而下行走足升降交通以成陰陽之用豈必上則皆上下則皆下而謂其盡歸一處耶且自秦漢而下未聞有以太小腸取於兩寸者扁鵲仲景諸君心傳可考自晉及今乃有此謬訛以

傳訛愈久愈遠，謬者可勝言哉。無怪乎醫之

目拙也。此之不經，雖出於脉訣之編次，而創

言者謂非叔和而誰。倒置 莊子繕性篇云：喪己於物，失性於俗者，謂之倒置之民。

逸注：到置者，言不知本末也。

或曰：上文言肝心出左，脾肺出右，左主司官，右

主司府。下文言左爲人迎，右爲氣口，皆以病人

之左右而爲言，何若是之相反耶？曰：脉經第九

篇之第五章，上文大浮數動長滑沉濇弱弦短

微此言形狀之陰陽下文關前關後等語文言部位之陰陽陰附陽陽附陰皆言血氣之陰陽同為論脉之陰陽而所指不同若此上下異文何足疑乎讚曰陰病治官非治血乎陽病治府非治氣乎由此參考或恐於經意有合

脉經辨脉陰陽大法第九云凡脉大為陽浮為陽數為陽動為陽長為陽滑為陽沉為陰濇為陰弱為陰弦為陰短為陰微為陰是為三陰三陽也陽病見陰脉者反也主死陰病

見陽脉者順也主生關前爲陽關後爲陰陽數則吐血陰微則下利陽弦則頭痛陰弦則腹痛陽微則發汗陰微則自下陽數口生瘡陰數加微必惡寒而煩擾不得眠也陰附陽則狂陽附陰則癲得陽屬腑得陰屬臟無陽則厥無陰則嘔陽微則不能呼陰微則不能吸呼吸不足胸中短氣

依此陰陽以察病也

茹淡論

孟子盡心下云舜之飯糗茹草也若將終身焉　集註云茹亦食也○入門茹淡陰火論後云右丹溪格言二篇病者當時月之或者議其茹淡之偏殊不知其本意爲痰火陰虛之

人作也人至中年腎氣自衰加之佚慾使成虛損與陽補劑服之則潮熱不勝專服滋降之藥雖暫得清爽久則中氣愈虛血無生化所以只得於飲食上調節戒一切煎炒炙煿酒醋糟醬燥熱之物恐燥血也戒一切生冷時果時菜恐傷脾也能其淡薄則五味之本自足以補五臟養老慈幼皆然其酒肉補陽助火內傷勞倦元氣虛者雖病所禁忌之物亦可暫食養胃東垣有是言也但節飲食極難非惟酒肉必以禮義撙節而不可過雖飯粥亦不可飽恒言喫得一碗只喫兩碗論語肉雖多不使勝食氣小註云肉氣勝滯穀氣穀氣勝滯元氣元氣流行者壽元氣滯者夭惟酒無量不及亂在聖人則可常人當不自有

其暈而後可不亂也斯色非惟眼招口挑縱慾宜淫亂匹配之常經反交感之正理得罪天地鬼神雖自己妻妾亦不可以妄合大風大雨大熱大寒朔望本生之期切宜禁忌惟靜中養見端倪自然變易其心一切穢褻之事且厭之矣况肯貪戀以喪家珍哉古云上士異房中士異床下士異被知命者慎之

或問內經謂精不足者補之以味又曰地養人以五味古者年五十食肉子今年邁七十矣盡却鹽醯豈中道乎何子之神茂而色澤也

內經曰素問陰陽應象大論云形不足者溫之以氣精不足者補之以味次注云氣謂衛氣味謂五藏之味也靈樞經曰衛氣者所以溫分肉而充皮膚肥腠理而司開闔故衛氣溫則形分足矣上古天真論曰腎者主水受五藏六府之精而藏之故五藏盛乃能寫因此則精不足者補五藏之味也○注證云上文曰味歸形形食味則形不足者當溫之以味也而茲曰溫之以氣上文曰氣歸精精食氣則精不足者當補之以氣而茲曰補之以味正以上文又曰味傷形則傷于味者不能傷形也而味不可以無氣故飛之曰形不足者當溫之以氣毋専用味焉可也所謂獨陰不生者是也如用陰味之藥必以陽氣之藥上

文文曰氣傷精則偏于氣者亦能傷精也所氣不可以無味故戒之曰精不足者當補之以味毋專用氣焉可也所謂孤陽不成者是也如用陽氣之藥必兼以陰味之藥王注以氣爲衛氣者非也蓋溫之以氣以衛氣爲解則補之以味豈人身亦有味乎然氣爲陽故曰溫味爲陰故曰補神聖之立言有法也如是○類註云此正言彰之之法而在於藥食之氣味也以形精言則形爲陽精爲陰以氣味言則氣爲陽味爲陰陽者衛外而爲固也陰者藏精而起亟也故形不足者陽之衰也非氣不足以達表而溫之精不足者陰之衰也非味不足以實中而補之陽性煖故曰溫陰性靜故曰補愚按本論有云味歸形形食味氣歸精精食氣而此曰形不足者溫之以氣精不足者補之以味義似相反不知形以

精而成精以氣而化氣以味生味以氣而行故以陰陽言則形與氣皆陽也故可以溫味與精皆陰也故可以補以清濁言則味與形皆濁也故味歸形氣與精皆清也故氣歸精然則氣不能外乎味味亦不能外乎氣氣味有陰陽清濁之分而實則相須爲用者也

又曰　素問六節藏象論云天食人以五氣地食人以五味注云天以五氣食人者臊氣湊肝焦氣湊心香氣湊脾腥氣湊肺腐氣湊腎也地以五味食人者酸味入肝苦味入心甘味入脾辛味入肺鹹味入腎也清陽化氣而上爲天濁陰成味而下爲地故天食人以氣地食人以味也陰陽應象大論曰清陽爲天濁陰爲地又曰陽爲氣陰爲味鹽

醯合璧文翰云醋醎之用云鹽醯○本綱醋附
醯下云又有魚醬肉醬呼爲醯○本綱醋下
釋名弘景曰醋酒爲用無所
不入愈久愈良亦謂之醯
○醫說卷之七云嘗見一老人飲食至少其
說亦有理內侍張茂則每食不過粗飯一盞
許濃膩之物絕不向口老而安寧年八十餘
卒茂每勸人必曰且暮少食無大飽王皙龍
圖造食物必至精細食不盡一器食包子不
過一二枚爾年八十卒臨老尤康強精神不
衰王爲予言食取補氣不
饑即已飽生衆疾云云

曰味有出於天賦者有成於人爲者天之所賦

者皆穀菽菜果自然冲和之味有食人補陰之功此內經所謂味也人之所爲者皆烹飪調和偏厚之味有致疾伐命之毒此吾子所疑之味也今鹽醯之郤非眞茹淡者大麥與粟之鹹粳米山藥之甘葱薤之辛之類皆味也子以爲淡乎安於冲和之味者心之收火之降也以偏厚之味爲安者欲之縱火之勝也何疑之有

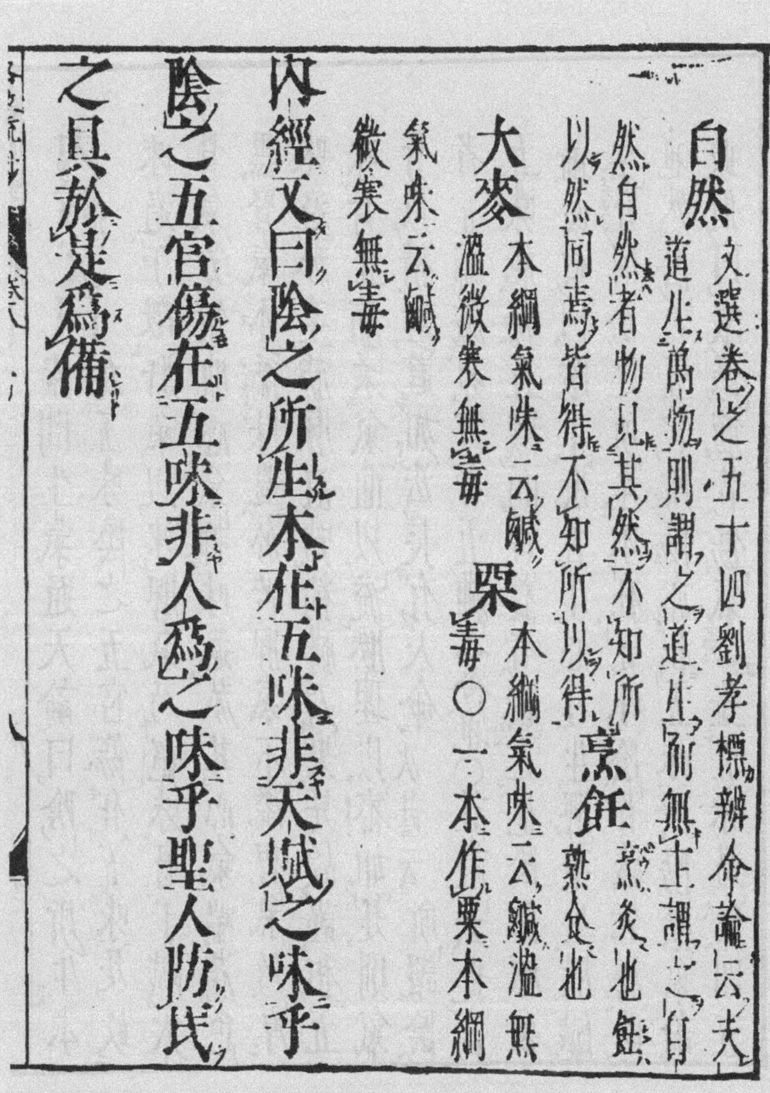

自然 文選卷之五十四劉孝標辨命論云夫自然者道化萬物則謂之道生而無主謂之自然自然者物見其然不知所以然同焉皆得不知所以得

烹飪 烹炙也飪熟食也

大麥 本綱氣味云鹹溫微寒無毒

粟 本綱氣味云鹹澁無毒○一本作粟本綱氣味云鹹微寒無毒

內經又曰陰之所生本在五味非天賦之味乎陰之五宮傷在五味非人爲之味乎聖人防民之具於是爲備

內經文曰

素問生氣通天論曰陰之所生本在五味陰之五宮傷在五味是故味過于酸肝氣以津脾氣乃絕味過于鹹大骨氣勞短肌心氣抑味過於甘心氣喘滿色黑腎氣不衡味過於苦脾氣不濡胃氣乃厚味過於辛筋脈沮弛精神乃央是故謹和五味骨正筋柔氣血以流腠理以密如是則氣骨以精謹道如法長有天命次注云所謂陰者五神藏也宮者五神之舍也○註證云此言五味能傷五藏而善養者慎之也陰陽應象論岐伯曰酸生肝苦生心甘生脾辛生肺鹹生腎則陰之所生本在五味陰者藏皆屬陰也然陰之五宮所傷亦在五味陰陽應象論岐伯曰酸傷筋苦傷氣云云蓋五味過節則五

藏亦傷于五味也

防民

禮記坊記第三十八云子言之君子之道辟則坊與坊民之所不足者也大為之坊民猶踰之故君子禮以坊德刑以坊淫命以坊欲集說云坊與防同言君子以道防民之失猶以隄防遏水之流也○應氏曰理欲相為消長人欲熾盛而有餘則天理消滅而不足禮則防其所不足而制其所有餘焉性之善為德禮以防之而養其源情之蕩為淫刑以防之而遏其流聖人防民之具至矣然人之欲無窮而非防閑之所能盡也聖人於是而有命之說焉命出於天各有分限而截然不可踰也天之命令人力莫施以是防之則覬覦者塞羨慕者止而欲不得肆矣

凡人飢則必食彼粳米甘而淡者土之德也物之屬陰而最薾者也惟可與菜同進經以菜爲充者恐於飢時頓食或慮過多因致胃損故以菜助其充足取其疏通而易化此天地生物之仁也論語曰肉雖多不使勝食氣傳曰賓主終日百拜而酒三行以避酒禍此聖人施敎之意也

粳米甘而淡者土之德也本編粳發明ニ汪頴曰粳有早中晩三收以晩白米爲第一各處所產種類甚多氣味不能無少異而亦不大相遠也天生五穀所以養人得之則生不得則死惟此穀得天地中和之氣同造化生育之功故非他物可比

經以菜爲充素問藏氣法時論云五穀爲養五果爲助五畜爲益五菜爲充氣味合而服之以補精益氣註證云葵藿薤葱韭之五菜所以充此元氣也〇五穀五果五畜之註義見于前

論語鄉黨篇云肉雖多不使勝食氣集註云食以穀爲主故不使肉勝食氣也

蓋穀與肥鮮同進厚味得穀爲助其積之也久寧不助陰火而致毒乎故服食家在却穀者則可不却穀而服食未有不被其毒者內經謂久而增氣物化之常氣增而久夭之由也彼安於厚味者未之思爾

肥鮮 肥者肉食之類○韻會云鳥獸新殺曰鮮 陰火 辨惑論云腎間陰火又云心火者陰火也起於下焦云云○濟洄集內傷餘義云夫陰火之一字素問靈樞難經未嘗言

而東垣每每言之素問止有七節之傍中有小心二句而劉守眞推其爲命門屬火不屬水引仙經心爲君火腎爲相火之説以爲之證然亦不以陰火名之是則名爲陰火者其東垣始歟云云

服食家

千金方卷之八十二服食法第六云夫欲服食當尋性理所宜審冷煖之適不可見彼得力我便服之初御藥皆草木次石是爲將藥之大較也所謂精粗相代階粗以至精者也夫人從少至長休習五穀卒不可一朝頓遺之凡服藥物爲益遲微則無充飢之驗然積年不已方能骨髓塡實五穀居然而自斷今人多望朝夕之效求目下之應腑臟未充便以絶粒穀氣始除藥未有用又將御女形神與俗無別以

此致弊明　久而增氣　素問至真要大論云不可惟哉　夫五味入胃各歸所喜攻酸先入肝苦先入心甘先入脾辛先入肺鹹先入腎久而增氣物化之常也氣增而久夭之由也　註義云惟五味偏用則五藏互傷生氣通天論曰味過于酸肝氣以津脾氣乃絶味過于鹹大骨氣勞短肌心氣抑味過于甘心氣喘滿色黑腎氣不衡味過于苦脾氣不濡胃氣乃厚味過于辛筋脈沮弛精神乃央故凡用久而增其氣者物化之常也今服藥氣增而又久服之則藥氣偏勝者必致藏氣偏絶而暴夭者有由然也

或又問精不足者補之以味何不言氣補曰味

陰也氣陽也補精以陰求其本也故補之以味若甘草白术地黄澤瀉五味子天門冬之類皆味之厚者也經曰虚者補之正此意也上文謂形不足者溫之以氣夫爲勞倦所傷氣之虚故不足溫者養也溫存以養使氣自充氣充則形完矣故言溫不言補經曰勞者溫之正此意也彼爲局方者不知出此凡諸虚損證悉以溫熱

佐輔補藥名之曰溢補不能求經旨者也

經曰虛者補之 素問三部九候論云岐伯曰必先度其形之肥瘦以調其氣之虛實實則寫之虛則補之 夫爲勞倦丨 濟洞集云夫勞則動之太過而神不安矣故溢之溢也者養也溢之者所以調其食飲適其起居澄心息慮從容以待其真氣之復常也禮記所謂柔色以溢之此溢字正與此同或以藥扶助之亦養也云云

勞者溢之 至真要大論云客者除之勞者溢之

吃逆論

醫綱卷之二十二云噦者成無己許學士謂
之吃逆是也或曰成無己許學士固以噦爲
吃逆然東垣海藏又以噦爲乾嘔陳無擇又
以噦名咳逆諸說不同今予獨取成許二家
之說何也答曰噦義具在內經諸家察之不
詳故論紛紛耳謹按靈樞雜病篇云噦以草刺
鼻嚏嚏而已無息而疾迎引之立已大驚之
亦可已詳此經文三法正乃治吃逆之法案
吃逆用紙撚刺鼻便嚏嚏則吃逆立止或閉
口鼻氣使之無息亦立已或作冤盜賊大驚
駭之亦已此予所以取成許二家之論噦爲
吃逆爲得經旨也蓋噦吃之名雖二而病即
一經名爲之噦者噦即吃聲之重也俗名爲
之吃者吃即噦聲之輕也皆因病聲之輕重

得此二名初非噦乃有二病若以噦爲乾嘔設使乾嘔之人或使之嚏或使之無息或使之大驚其乾嘔能立已乎噦非乾嘔也明矣若以噦名欬逆夫噦者噦之病聲其聲發會厭下欬者欬之病聲其聲發會厭上故内經噦有噦之口問欬有欬之篇論病各不同噦不可名欬逆也明矣○靈樞雜病篇類註愚按云内經諸篇並無呃逆一證觀此節治噦三法皆所以治呃逆者是古之所謂噦者即呃逆無疑也如口問篇曰穀入於胃胃氣上注於肺今有故寒氣與新穀氣俱還入於胃新故相亂眞邪相攻氣并相逆復出於胃故爲噦又曰肺主爲噦中景曰陽明病不能食攻其熱必噦所以然者胃中虛冷故也以其

人本虛故攻其熱必噦又曰若胃中虛冷不能食者飲水則噦成無忌曰若噦則吃〻然有聲者是也此噦爲呃逆而由於陽明太陰之虛寒又可知也奈何自東垣以下謂噦屬少陽無物有聲乃氣病也丹溪曰有聲有物謂之嘔吐有聲無物謂之噦是皆以乾嘔爲噦也及陳無擇則又以噦爲咳逆夫乾嘔者嘔也欬逆者嗽也皆何涉於噦諸說不同皆未之深察

耳云云

吃病氣逆也氣自臍下直衝上出於口而作聲之名也書曰火炎上內經曰諸逆衝上皆屬於

火東垣謂火與元氣不兩立又謂元氣之賊也古方悉以胃弱言之而不及火且以丁香柹蔕竹茹陳皮等劑治之未審孰爲降火孰爲補虚

書曰書經洪範云水曰潤下火曰炎上內經曰至真要大論也見于前東垣謂脾胃論也見于前古方三因方云咳逆之證古人以爲噦者是也由吐利之後胃中虚寒遂成此證云云〇本綱柹蔕發明時珍曰古方單用柹蔕煮汁飲之取其苦温能降逆氣也濟生柹蔕散加以丁香生薑之辛熱以開痰散鬱蓋從治之法而

昔人亦常用之收効矣至湯水張氏又益以人參治病後虛人欬逆亦有功績丹溪朱氏偏執以寒治熱之理而不及從治之法矯枉之過矣若陳氏三因又加以良薑之類是眞以爲胃寒而助其邪火者也

人之陰氣依胃爲養胃土傷損則木氣侮之矣此土敗木賊也陰爲火所乘不得內守木挾相火乘之故直衝清道而上言胃弱者陰弱也虛之甚也病人見此似爲死證然亦有實者不可

不知敢陳其說

不得內守 素問陰陽應象大論云陰陽者萬物之能始也故曰陰在內陽之守也陽在外陰之使也 似為死證 素問寶命全形論云病深者其聲噦○三因方云若傷寒久病得此甚惡內經所謂壞腑是也楊上善釋云津洩者知鹽器之漏聲嘶者知琴絃之絕葉落者知槁木之摧染此三物衰壞之微以比噦故知是病深之候也

趙立道年近五十質弱而多怒七月炎暑大飢索飲其家不能急且因大怒兩月後徘滯下病

口渴自以冷水調生蜜飲之甚快滯下亦漸緩
如此者五七日召予視脉稍大不數遂令止蜜
水渴時但令以人参白术煎湯調益元散與之
滯下亦漸收七八日後覺倦甚發吃予知其因
下久而陰虛也令其守前藥然滯下尚未止又
以煉蜜飲之如此者三日吃猶未止衆皆尤藥
之未當將以薑附飲之予曰補藥無速效附子

非補陰者服之必死衆曰冷水飲多得無寒乎予曰炎暑如此飲凉非寒勿多疑待以月數力到當自止又四月而吃止滯下亦安又陳擇仁年近七十厚味之人也有久喘病而作止不常新秋患滯下食大減至五七日後吃作召予視脉皆大豁衆以爲難予曰形瘦者尚可爲以人參白术湯下大補丸以補血至七日而安此二

二人者虛之爲也

蜜 本綱主治云治赤白痢水作蜜漿頓服一椀止或以薑汁同蜜各一合水和頓服云云　○發明時珍云蜂采無毒之花釀以太便而成蜜所謂臭腐生神奇也其入藥之功有五清熱也補中也解毒也潤燥也止痛也生則性涼故能清熱熟則性溫故能補中甘而和平故能解毒柔而濡澤故能潤燥緩可以去急故能止心腹肌肉瘡瘍之痛和可以致中故調和百藥而與甘草同功

煉蜜 局方凡例云煉蜜者毎一斤秪煉得十二兩半爲度火少火過並不相宜

益元散 一名六一散 滑石六兩 大粉草一兩

○入門云除中熱以益元氣也大補丸纂要黃栢炒褐色爲末粥丸

又一女子年踰笄性躁味厚暑月因大怒而吃作每作則舉身跳動神昏不知人問之乃知甚病視其形氣俱實遂以人參蘆煎湯飲一椀大吐頑痰數椀大汗昏睡一日而安

○醫綱又云洪薦人年廿八歲夏月因事爲長上所阻怒氣折贊不得舒須臾就冷湯熱不可近怒氣復增就悶絕昏倒乃以衣遮掩就房須臾欬逆大作每一聲必渾身爲跳躍

仍筏氏問凡三五息一作脈不可診乎曰此膈上有痰逆爲怒氣所觸痰熱相搏氣不得降而逆非吐則不可是時夜半又事出倉卒適有人參蘆二兩在彼濃煎飲之大吐稠痰二升許遍躰得汗困睡半夜而安此即前吃逆論所言者自此詳細故重出之

踰笄

内則云女子十有五年而笄二十而嫁註十五許嫁則笄未許嫁者二十而笄大全嚴陵方氏曰三五而圓者月也故女子之年至是數而笄笄者婦人首飾蓋成人之服也夫男子冠則有成人之禮女子笄則當許嫁之時

視其形氣

纂要視其形氣俱實

註膈上有痰怒氣運背痰熱相搏氣不得降非吐不可也

人參入手太陰補陽中之陰者也蘆則反爾大瀉太陰之陽女子暴怒氣上肝主怒肺主氣經曰怒則氣逆氣因怒逆肝木乘火侮肺故吃大作而神昏參蘆喜吐痰盡氣降而火衰金氣復位胃氣得和而解麻黃發汗節能止汗穀屬金糠之性熱麥屬陽麩之性凉先儒謂物物具一太極學者其可不觸類而長引而伸之乎

人參蘆　本綱主治時珍曰吐虛勞痰飲發明
吳綬曰人弱者以人參蘆代瓜蒂
經曰　素問舉痛論云怒則氣逆　類註云怒　先
肝志也怒動於肝則氣逆而上云云
儒謂　性理大全卷之二十六云西山眞氏曰
萬物各具一理是物物一太極也萬理
同出一原是萬物
統体一太極也

房中補益論

或問千金方有房中補益法可用否
千金方八十三云論曰人生四十巳下多有
放恣四十巳上即頓覺氣力一時衰退衰退

既至衆病蜂起久而不治遂至不救所以彭祖曰以人療人直得其眞故年至四十須諸房中之術夫房中術者其道甚近而人莫能行其法一夕御十人閉固爲謹此房中之術畢矣兼之藥餌四時勿絶則氣力百倍而智慧日新然此方之作也非欲務於淫佚苟求快意務存節欲以廣養生也非苟欲強身以行女色以縱情意在補益以遣疾也此房中之微旨也是以人年四十已下即服房中之藥者皆所以速禍愼之愼之故年未滿四十者不足與論房中之事慾心未止兼餌補藥倍力耗衰不過半年精髓枯竭惟向死近少年極須愼之人年四十已上常固精養氣不耗可以不老又餌雲母足以愈疾延年人年

四十巳上勿服瀉藥常餌補藥大佳昔黄帝御女一千二百而登仙而俗人以一女伐命知與不知豈不遠矣其知道者御女苦不多耳凡婦人不必須有顔色妍麗但得少年未經生乳多肌肉益也若足財力選取細髮目睛黒白分明體柔骨軟肌膚細滑言語聲音和調四肢骨節皆欲足肉而骨不大其體及腋皆不欲有毛有毛當軟細不可極於相者但蓬頭蝿面搥項結喉雄聲大口高鼻麥齒目精渾濁口頷有毫骨節高大髮黄少肉隱毫多而且強又生逆毫此相不可皆賊命損壽也凡御女之道不欲令氣未感動陽氣微弱即以交合必須先徐徐調和使神和意感良久乃可令得陰氣陰氣推之須臾自強所

謂弱而内迎堅急出之進退欲令疎遲情動而止不可高自投擲顛倒五臟傷絶精脉生致百病但數交而慎密者諸病皆愈年壽日益去僊不遠矣不必九一三五之數也能百接而不施瀉者長生矣若御女多者可採氣採氣之道但深接勿動使良久氣上面熱以口相當引取女氣而呑之可疎疎進退意動便止緩息瞑目偃臥導引身體更強可復御他女也數數易之則得益多人常御一女陰氣轉弱爲益亦少陽道法火陰家法水水能制火陰亦消陽久用不止陰氣逾陽陽則轉損所得不補所失但能御十二女而不復施瀉者令人不老有美色若御九十三女而自固者年萬歲矣凡精少則病精盡則死不可

不思不可不頻數交而一瀉精氣隨長不能使人虛也若不數交交而即瀉則不得益瀉之精氣自然生長但遲微不如數交接不瀉之速也凡人習交合之時常以鼻多內氣口微吐氣自然益矣交會畢蒸熟是得氣也以菖蒲末三分白粱粉傅磨令燥既使強盛又不生濕瘡也凡欲施瀉者當閉口張目閉氣握固兩手左右上下縮鼻取氣又縮下部及吸腹小偃脊膂急以左手中兩指抑屏翳穴長吐氣并琢齒千徧則精上補腦使人長生若精妄出則損神也仙經曰令人長生不老先與女戲飲玉漿玉漿口中津也使男女感動以左手握持思存丹田中有赤氣內黃外白變爲日月徘徊丹田中俱入泥垣兩半合

成一因閉氣深內勿出入但上下徐徐咽氣精動欲出急退之此非上士有智者不能行也其丹田在臍下三寸泥垣者在頭中對兩目直入內思作日月想合徑三寸許兩半放形而一謂日月相擒者也雖出入仍思念所作者勿廢佳也又曰男女俱仙之道深內勿動精思臍中赤色大如雞子形乃徐徐出入精動乃退一日一夕可數十為定令人益壽男女各息意共存思之可猛念之御女之法能一月再泄一歲二十四泄皆得二百歲有顏色無疾病若加以藥則可長生也人年二十者四日一泄三十者八日泄四十者十六日一泄五十者二十日一泄六十者閉精勿泄若體力猶壯者一月一泄凡人氣力自有

盛而過人者亦不可抑恐久而不泄致生鬱
疝若年過六十強有數旬不得交合意中平
平者自可閉固也昔正觀初有一野老年七
十餘詣余云數日來陽氣益盛思與家嫗晝
寢春事皆成未知垂老有此爲善惡耶余答
之曰是大不祥子獨不聞膏火乎夫膏火之
將竭也必先暗而後明明止則滅今足下年
邁桑榆久當閉精息欲茲忽春情猛發豈非
反常耶竊爲足下憂之子其勉歟後四旬發
病而死此其不慎之效也如斯之輩非一且
疏一人以最將來耳所以善攝生者凡覺陽
事輒盛必謹而抑之不可縱心竭意以自賊
也若一度制得一度火滅一度增油若不能
制縱情施瀉即是膏火將滅更去其油可不

深自防所患人少年時不知道知道亦不能信行之至老乃知道便以晚矣病難養也晚而自保猶得延年益壽若年少壯而能行道者神仙速矣或曰年未六十當閉精守一爲可爾否曰不然男不可無女女不可無男無女則意動意動則神勞神勞則損壽若念真正無可思者則大佳長生也然而萬無一有強抑鬱閉之難持易失使人漏精尿濁以致鬼交之病損一而當百也云云

房中

禮記曾子問註房中婦人也

子應之曰傳曰吉凶悔吝生乎動故人之疾病亦生於動其動之極也病而死矣人之有生心

爲火居上腎爲水居下水能升而火能降一升一降無有窮已故生意存焉水之體靜火之體動動易而靜難聖人於此未嘗忘言也儒者立教曰正心收心養心皆所以防此火之動於妄也醫者立教恬憺虛無精神内守亦所以遏此火之動於妄也

吉凶悔吝　易下繫辭云吉凶悔吝者生乎動者也吉凶者得失之象也悔吝者憂虞之象也○性理

大全曰吉者動之善凶者吉之反悔者吉之未成吝者凶之未成

忘言 莊子外物篇云筌者所以在魚得魚而忘筌蹄者所以在兎得兎而忘蹄言者所以在意得意而忘言吾安得彼忘言之人而與之言哉

恬憺虛無 素問上古天眞論云恬憺虛無眞氣從之精神內守病安從來 次註云 恬憺虛無靜也法道清淨精氣內持故其虛邪不能爲害 類註云 恬安靜也憺朴素也虛湛然無物也無窅然莫測也〇陰陽應象大論云聖人爲無爲之事樂恬憺之能從欲快志於虛無之守故壽命無窮與天地終此聖人之治身也

蓋相火藏於肝腎陰分君火不妄動相火惟有
禀命守位而已焉有燔灼之虐焰飛走之狂勢
也哉易兌取象於少女兌說也遇少男艮爲咸
咸無心之感也艮止也房中之法有艮止之義
焉若艮而不止徒有戕賊何補益之有竊詳千
金之意彼壯年貪縱者水之體非向日之靜也
故著房中之法爲補益之助此可用於質壯心

靜過敵不動之人也苟無聖賢之心神仙之骨未易爲也女法水男法火水能制火一八樂於與一八樂於取此自然之理也君以房中爲補殺人多矣況中古以下風俗月偷貧禀日薄説夢向癡難矣哉

易兌易兌卦彖曰兌説也音悅○艮卦彖曰艮止也○咸卦傳云咸之爲卦兌上艮下少女少男也男女相感之深莫如少者故二少爲咸也艮体篤實止爲誠愨之義男志篤

亦以下交女心說而上應男感之先也男先以誠感則女說而應也大全西漢李氏曰易無思也無爲也寂然不動感而遂通天下之故有心於求感非易之道也故去心各以咸○雲峰胡氏曰咸感也不曰感而曰咸咸皆也无心之感也无心於感者無所不感也感則必通而利在於貞凡言感之道當如此取女吉專言取女者當如此女以靜正爲主男不下女而女從之非貞女也不可取矣

天氣屬金說

蠡海集云蓋金爲氣之毋天體乾金也人肺背播諸藏亦金也太言天地小言人身莫不

先受乎氣故爲五。**説** 文體明辨云按字書説解也述也解釋義理而以己意述之也説之名起於説卦漢許愼作説文亦祖其名以命篇而魏晉以來作者絶少獨曹植集中有一首而文選不載故其體闕焉要之傳於經義而更出己見縱橫抑揚以詳贍爲上而與論無大異也

邵子曰天依地地依天天地自相依附内經曰大氣舉之也

天依地 性理大全卷之十三皇極經世書七漁樵問對嵩山晁氏曰邵雍堯夫設爲問答以論陰

陽化行之端性命道德之奧樵者問漁者曰天何依曰依乎地地何附曰附乎天曰然則天地何依何附曰自相依附天依形地附氣其形也有涯其氣也無涯有無之相生形氣之相息終則有始終始之間天地之所存乎〇性理大全卷之二十六云朱子曰古今曆家只是推得箇陰陽消長界分不如何得似康節說得那天依地地附天天地自相依附天依形地附氣底幾句內經曰素問五運行大論之說也見于前

天自清濁肇分天以氣運於外而攝夫地地以形居中而浮於水者也是氣也即天之謂也自其

無極者觀之故曰大氣至清至剛至健屬乎金者也非至剛不能攝此水非至健不能運行無息以舉地之重非至清其剛健不能長上古而不老

天以氣運於外草木子云天以氣言故無窮地以形言故有盡又天包水水承地地載萬物無極見于前至剛至健周易乾象言云大哉乾乎剛健中正 本義剛以體言健兼用言○句解云剛則不屈健則不息長上古而

不老莊子天道篇云澤及萬物而不爲仁長於上古而不爲壽覆載天地刻彫衆形而不爲巧此之謂天樂

或曰子以天氣爲屬金者固易卦取象之義何至遂以屬金言之乎善言天者必有證於人善言大者必有譬於小願明以告我曰天生萬物人爲貴人形象天可以取譬

易卦取象易說卦傳乾爲天爲君爲金大全程氏曰天爲君君居上覆下也爲金

堅剛也

善言天 素問舉痛論云余聞善言天者必有驗於人善言古者必有合於今○又氣交變大論云善言天者必應於人善言古者必驗於今善言氣者必彰於物善言化言變者必通神明之理○前漢列傳二十六董仲舒傳云蓋聞善言天者必有徵於人師古曰徵證也善言古者必有驗於今

人爲貴 見于前

人形象天 靈樞邪客篇云黃帝問於伯高曰願聞人之肢節以應天地奈何伯高荅曰天圓地方人頭圓足方以應之天有日月人有兩目地有九州人有九竅天有風雨人有喜怒天有雷電人有音聲天有四時人有四肢天有五音人有五藏天有六律人有六府天有冬夏人有寒

熱天有十日人有十指辰有十二人有足十指莖垂以應之女子不足二節以抱人形

肺主氣外應皮毛內經謂陽為外衛非皮毛乎此天之象也其包羅骨肉臟腑於其中此地之象也血行於皮裏肉腠晝夜周流無端此水之象也合三者而觀非水浮地天攝水地懸於中乎聖人作易取金為氣之象厥有旨深哉

肺主氣外應皮毛 素問六節藏象論云肺者氣之本 類註云諸氣皆

主於肺故曰氣之本〇五藏生成篇云肺之合皮也其榮毛也類註云肺屬金皮得金之堅故合於皮毛得皮之養故榮於毛五藏之應天者肺故肺主皮毛凡萬物之體其表必堅正合乾金之象所謂一太極也云云內經謂（素問生氣通天論）曰陰者藏精而起亟也陽者衛外而爲固也

張子和攻擊注論

入門云張從政字子和金之睢州考城人精素難法宗劉河間著六門三法〇瀕湖云張從政字子和稱戴人睢州考城人精於醫貫穿難素之學其法宗劉守真用藥多寒涼然

起疾救死多取効古醫書有汗下吐法亦有不當汗者汗之則死不當下者下之則死不當吐者吐之則死各有經絡脉理世傳黄帝岐伯所爲書也從政用之最精竊張子和汗下吐法妄庸淺術習其方劑不知察脉原病往往殺人此庸醫所以失其傳之過也其所著有六門三法之目存于世云太定明昌間以醫鬭世南渡以來興定中召補太醫著儒門事親書

注論 韻會云孝經序疏云注者著也約文敷暢使經義著明則謂之註通作注。于此謂注論者評注攻擊非之論也

愚閲張子和書惟務攻擊其意以爲正氣不能

自病因爲邪所客所以爲病也邪去正氣自安因病有在上在中在下深淺之不同立爲汗吐下三法以攻之

立爲汗吐下三法 儒門事親卷之二汗吐下三法該盡治病詮余著此

吐汗下三法詮所以治病之法也庶幾來者有所憑藉耳夫病之一物非人身素有之也或自外而入或自內而生皆邪氣也邪氣加於身速攻之可也速去之可也雖愚夫愚婦皆知其不可也及其聞攻則不悅聞補則樂之今之醫者曰當先固其元氣元氣實則邪

自夫世間如此妄人何其多也今予論吐汗下三法先論攻其邪邪去而元氣自復也天之六氣風暑火濕燥寒地之六氣霧露雨雹氷泥人之六氣酸苦甘辛鹹淡故天邪發病多在乎上地邪發病多在乎下人邪發病多在乎中此爲發病之三也內經散論諸病非一狀其言補見一二然其補非今之所謂補也乃知聖人止有三法無第四法也然則聖人不言補乎曰蓋汗下吐以若草木治病者也補者以穀肉果菜養口體者也夫穀肉果菜之屬猶君之德教也汗吐下之屬猶君之刑罰也故曰德教興平之梁肉刑罰治亂之藥石若人無病梁肉而已及其有病當先誅伐有過病之去也梁肉補之如世已治矣

刑措而不用豈可以藥石爲補哉以欲
去大病大際非吐汗下未由也云云
初看其書將謂醫之法盡於是矣後因思內經
有謂之虛者精氣虛也謂之實者邪氣實也夫
邪所客必因正氣之虛然後邪得而客之苟正
氣實邪無自入之理由是於子和之法不能不
致疑於其間

謂之虛者 素問通評虛實論云黃帝問曰何謂虛實岐伯對曰邪氣盛則

實精氣奪則虛類註云邪氣有微甚故邪盛
則實正氣有強弱故精奪則虛奪失也愚按
邪氣盛則實精氣奪則虛二句爲病治之大
綱其辭似顯其義甚微最當詳辨而辨之有
最難者何也蓋實言邪氣實宜瀉也虛言正
氣虛宜補也凡邪正相搏而爲病則邪實正
虛皆可言也故主瀉者則曰邪盛則實當瀉
也主補者則曰精奪則虛當補也各執一句
茫無確見藉以文飾孰得言非是以至精之
訓反釀莫大之害不知理之所在有必不可
移易者奈時醫不能察耳余請析此爲四曰
孰緩孰急其有其無也所謂緩急者察虛實之
緩急也無虛者急在邪氣去之不速留則生
變也多虛者急在正氣培之不早臨期無濟

也微虛微實者亦治其實可一掃而除也甚虛甚實者所畏在虛但固守根本以先爲已之不可勝則邪無不退也二虛一實者兼其實開其一面也二實一虛者兼其虛防生不測也總之實而誤補固必增邪猶可解救其禍小虛而誤攻眞氣忽去莫可挽回其禍大此虛實之緩急不可不察也所謂有無者察邪氣之有無也凡風寒暑濕火燥皆能爲邪邪之在表在裏在府在藏必有所居求得其本則直取之此所謂有有則邪之實也若無六氣之邪病出三陰則惟情慾以傷內勞倦以傷外非邪似邪非實似實此所謂無無則病在元氣也不明虛實有無之義必至以逆爲從以標作本絶人長命損德多矣可不懼

且慎哉○素問評熱病論云邪之所湊其氣必虛陰虛者陽必湊之云云

又思內經有言陰平陽秘精神乃治陰陽離決精氣乃絕

陰平陽秘　素問生氣通天論云凡陰陽之要陽密乃固兩者不和若春無秋若冬無夏因而和之是謂聖度故陽強不能密陰氣乃絕陰平陽秘精神乃治陰陽離決精氣乃絕　類註云平即靜也秘即固也人生所賴惟精與神精以陰生神從陽化故陰平陽秘則精神治矣○決絕也有陽無陰則精絕有陰無陽則氣絕兩相離決非病則亡正以

見陰陽不可偏廢也

又思仲景有言病當汗解診其尺脉濇當與黄芪建中湯補之然後汗之於是以子和之書非子和之筆也馳名中土其法必有過於明輩者何其書之所言與内經仲景之意若是之不同也

黄芪建中湯 此方見于金匱要略血痺虚勞第六非子和之筆

醫經小學云豈子和眞書亡於金源氏之鼎選此特後人附會其說而執妄意者遂以鼎茶之言爲的確之論云　云

○醫綱作子和馳名中土

於是決意於得名師以爲之依歸發其茅塞遂遊江湖但聞其處有其治醫便往拜而問之連經數郡無一人焉後到定城始得原病式東垣方藁乃大悟子和之孟浪然終未得的然之議論將謂江浙間無可爲師者

依歸 書金縢篇云永有依歸

茅塞 孟子盡心下云孟子謂高子曰山徑之蹊間介然用之而成路爲間不用則茅塞之矣今茅塞子之心矣○書言故事曰開茅塞註求教云望開茅塞

方藁 猶言方書之草藁也○韻會云文章曰藁文章之未修治也或作藁

孟浪 出于齊物論見于前

泰定乙丑夏始得聞羅太無於陳芝岩之言遂往拜之蒙叱罵者五七次趑趄三閱月始得降接因觀羅先生治一病僧黄瘦倦怠羅公詢其

病因乃蜀人出家歸其母在堂及遊浙右經七年忽一日念母之心不可遏欲歸無腰纏徒爾朝夕西望而泣以是得病

泰定乙丑 泰定二年也元第十代晉宗即位年號也 陳芝岩 宋元詩話云元朝詩人也云云 趑趄 易夬卦九四云臀無膚其行次且傳云行次且進不前也次且進難之狀○文選卷之五十六張孟陽劍閣銘云一人荷戟萬夫趑趄注善曰一夫荷戟萬夫不得進廣雅曰趑趄難行也 腰纏 蘇子瞻綠竹軒之詩云世間那有揚

州鶴詩云昔有客相從各言所志或願爲楊州刺史或願多貲財或願騎鶴上昇其一人曰腰纏十万貫騎鶴上楊州蓋欲兼三人之所欲也

時僧二十五歲羅令其隔壁泊宿每日以牛肉猪肚井肥等煮糜爛與之凡經半月餘且時以慰諭之言勞之又曰我與鈔十錠作路費我不望報但欲救汝之死命爾察其形稍豐與桃仁承氣一日二貼下之皆是血塊痰積方止次日

只與蘿菜稀粥將息又半月其人遂如故又半月餘與鈔十錠遂行因大悟攻擊之法必其人充實稟質本壯乃可行也否則邪去而正氣傷小病必重重病必死

豬肚 本綱氣味甘微温無毒○主治日華云補中益氣云云○蘇頌云主骨蒸勞熱血脉不行補羸助氣四季宜食○發明時珍曰豬水畜而胃屬土故方藥用之補虛以胃治胃也

勞之 曲禮下云私行出疆則必請反必告君勞之則拜註勞之者慰勞其

道路之鈔十錠醫綱作銀十錠○月令廣義
勞苦云鈔法國初寶鈔與銅錢兼
使每鈔一貫折錢一千文銀一兩其等凡六
曰一貫曰五百文曰四百文以至一百文每
百文以下只用錢其後不行云云○煎燈新
話云鈔二十錠註云元中統鈔法以鈔五十兩
爲一定又註云元以金銀五兩
拾兩作錠號爲錠或作定云云
羅每月有求醫者來必令其診視脉狀圖與羅
鈕臥聽口授用某藥治某病以某藥監某藥以
某藥爲引經徃來一年半並無一定之方至於

一方之中自有攻補兼用者亦有先攻後補者有先補後攻者又大悟古方治今病焉能脗合隨時取中其此之謂乎

古方治今病　古今醫統翼醫通考下用方增損云有云古方不可以治今病噫亦過也予謂和劑局方丹溪發揮於前戴元禮祖述於後古方之用亦何負於人哉蓋用之者不得其宜也雖然證與方合其間未必盡然當因其證之旁出而增減其藥味之宜此善之善者也古方胡為不可用而遽必為其絶乎噫亦過也故云執古方以為治謂

之泥拾古方以爲治謂之鑿泥也鑿也皆非也而惟隨宜活潑增減用之所謂變而裁之存乎

脗合 註云莊子齊物論云挾宇宙爲其脗合通焉　脗合者言渾然相合而無縫罅

隨時取中 中庸云君子之中庸也君子而時中註云君子之所以爲中庸者以其有君子之德而又能隨時以處中大全東陽許氏曰既曰隨時以處中又曰中隨時而在此隨時字含兩意謂君子每應事之時各隨其事以處乎中是一日之間事事皆處乎中也又同此一事今日應之如此爲中他日應之乃如彼爲中凡一事各於時宜不同者處乎中也

是將羅文言用古方治今病正如拆舊屋揍新屋其材木非一不再經匠氏之手其可用乎由是又思許學士釋微論曰予讀仲景書用仲景之法然未嘗守仲景之方乃為得仲景之心也遂取東垣方藁手自抄錄乃悟治病人當如漢高祖蹤秦暴周武王蹤商之後自非發財散粟與三章之法其受傷之氣倦憊之人何由而平

復也於是定爲陰易之陽易亢攻擊宜詳審正氣須保護以局方爲戒哉

揍 玉篇才奏切投也蓋造營之意也〇醫綱作其材木非一一再經匠氏之手 許學士 傳見于前釋微論末考出于奇効良方序 三章 史記高祖本紀云吾與諸侯約先入關者王關中與父老約法三章耳殺人者死傷人及盜抵罪餘悉除去秦法吏民皆安堵如故

格致餘論疏鈔卷之八 大尾

青林 西村市郎右衛門梓行

醫案醫話類

薛氏醫按（一）

〔明〕徐彥純 〔明〕薛鎧 〔明〕薛己 編著

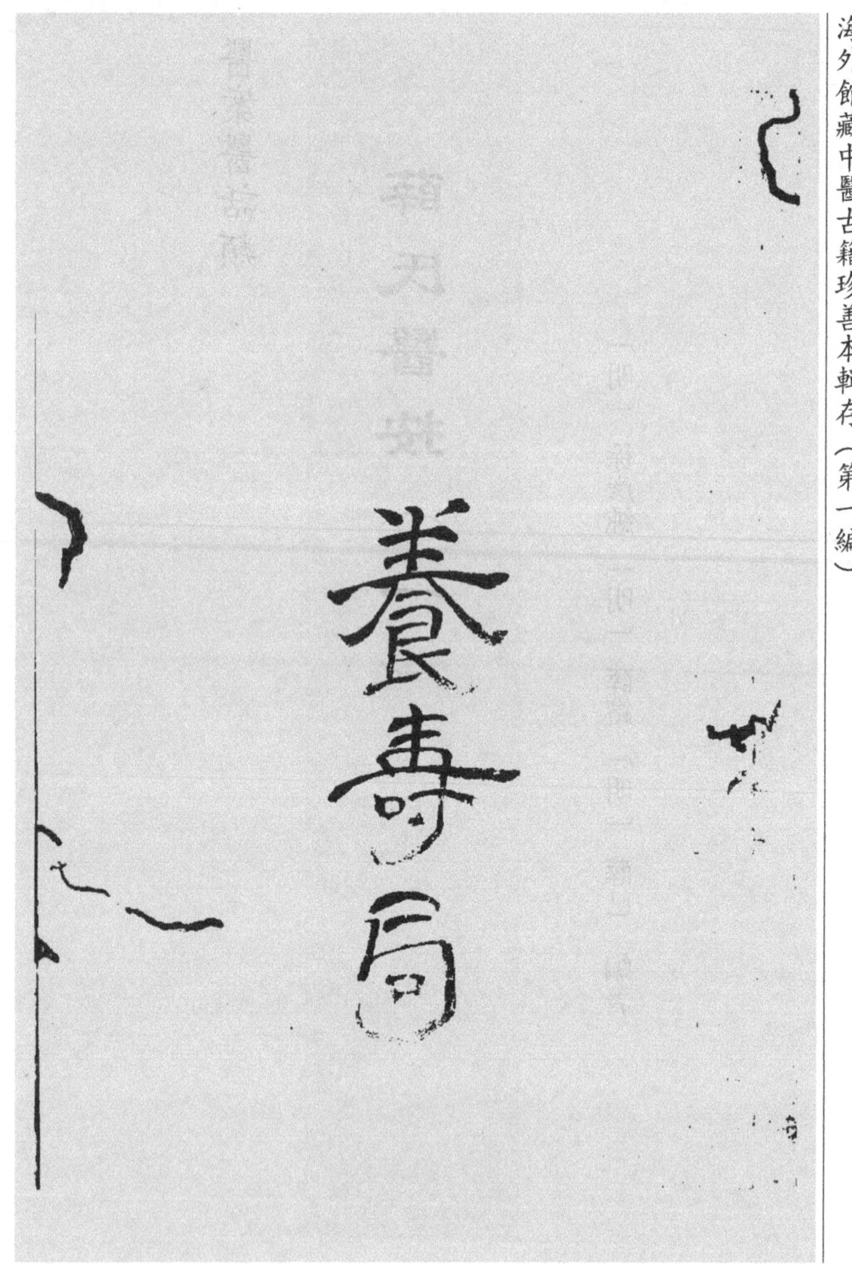
養壽局

校刻本草發揮叙

百家言醫內閣遂長於保身利物故名儒碩士咸究肆焉論著日以繁矣醫之道明於六氣百體之升降盈縮沉浮緩急如燭之照斯臻神品顧非多識於金石草木鳥獸之名與其性味之寒温甘苦良毒某也中某疾某爲君臣某爲佐使則製量小不如宜醫罔奏功嗚呼艱哉後世言方藥祖神農本草闡其義者潔古張氏東垣李氏海藏王氏諸家元至正間山陰徐用誠復集丹溪朱氏聊攝成氏之言訂誤補缺彙粹成編命曰本草發揮吾郡舊有京太醫院判薛君良武嘗校定之其子幸甫視篆南陽梓之以傳需以叙屬余余惟嘆爲人子者視其親之遺罔知所寶古所謂手澤存於父書口澤存於杯棬意何如也幸甫海上久乃父抱藝弗售殁於京師輒欷歔痛念竟以醫顯褒贈

其親是編以父所嘗校定拳拳梓行其孝可知且爲吏者往往怠于其官私其新圖辛甫在醫院廉勤視事親晝整整俸餘新公解若干楹校刻外科心法外科發揮癰疽灸經癰疽驗方十四經絡發揮暨是編凡若干卷可謂能其官矣嗚呼儒者之道曰孝與忠辛甫志行如斯其殆儒醫矣乎余叙是編而樂道之

南京吏部驗封郎中吳郡顧夢圭叙

本草發揮目録

卷一

金石部

草部

卷二

草部

紅藍花　牡丹皮　京三稜　青黛　鬱金
肉豆蔻　天南星　縮砂蜜　蓬莪茂　香附子
紅豆蔻　白豆蔻　黑附子　烏頭　天雄
白附子　半夏　大黃　葶藶　桔梗
旋復花　射干　恒山　蜀漆　甘遂
白芨　大戟　蕘花　葳靈仙　牽牛子
萆麻子　苧根　羊蹄根　馬鞭草　白頭翁
蘆根　馬兜零　連翹　連軺　木賊
夏枯草　佛耳草　燈籠草　欵冬花　蜀葵花
蘭葉　蒲公草　漏蘆　白斂　蠡黃
葫蘆巴　茜根　瞿麥　萎蕤　商陸根
罌粟殼　昆布

卷三

木部

金櫻子 茯神 秦皮 杜仲 柏子仁

人部

人溺 人中白 人中黄

獸部

龍骨 麝香 牛黄 阿膠 白馬脛骨

犬 羚羊角 犀角 豬膚 羊肉

諸肉 虎睛

禽部

鷄

蟲魚部

牡蠣 敗龜板 蛤粉 文蛤 鱓魚

鯽魚 鼈 白殭蚕 蝦蟇 蛇蜕

卷四

本草發揮卷之一　　薛氏醫按

會稽徐彦純編　吴郡薛　鎧校

新　都　吴玄有閲

金石部

丹砂

味甘微寒無毒衍義云鎮養心神但宜生使潔古云辰砂心熱者非此不能除經云丹砂法火故色赤而主心

東垣云硃砂味甘寒純陰納浮溜之火而安神明也

石鍾乳

丹溪云石鍾乳爲慓悍之劑經云石藥之氣悍仁哉言也天生斯民養之以穀及其有病治之以藥穀則氣之和常食而

不服藥則氣之偏可用于暫而不可久石藥則又偏之甚者也自唐時太平日久膏粱之家惑於方士服食致長生之說以藥石鍛鍊氣厚可以延年習以成俗迨宋及今猶未已也斯民何辜受此氣悍之禍而莫之能救哀哉本草贊其久服有延年之功而柳子厚又從而述其美予不得不深言之

硝石

味苦辛鹹大寒有小毒主五臟積熱胃脹閉滌去蓄結飲食推陳致新止煩滿消渴利大小便藥性云破血破積散堅結治腹脹日華云合之以治喉閉

海藏云硝石味鹹而辛辛微緩于鹹硝石者硝之總名也但不經火者謂之生硝朴硝經火者謂之盆硝芒硝古人用辛今人用鹹辛能潤燥鹹能軟堅其意皆是老弱虛人不可下

者若欲用者以玄明粉代之尤佳本經云利小便而墮胎傷寒雖痞不可下者用必兼以大黃引之直入大腸潤燥軟堅寫熱子母俱安內經云有故無殞亦無殞也此之謂歟以在下言之則便溺俱陰以前後言之則前氣後血以腎言之則總主大小便難溺澁秘結俱爲水少經言熱淫于內治以鹹寒佐以苦辛故用芒硝大黃相須爲使也

芒硝

主五臟積熱胃閉除邪氣破留血腹中痰實通經脉利大小便及月水破五淋推陳致新藥性云下瘰癧黃疸墮胎治漆瘡以汁傅之

成聊攝云熱淫所勝治以鹹寒芒硝之鹹以攻蘊熱又云芒硝一名硝石以其鹹能耎堅

潔古云芒硝性寒味鹹氣薄味厚沉而降陰也其用有三去實熱一去腸中垢二堅積熱塊三也孕婦忌之又云鹹寒純陰熱淫于內治以鹹寒

丹溪云治胞衣不下以童便調芒硝一二錢熱服之立下牛馬胞不下亦可用之

朴硝

主除寒熱邪氣逐六府積聚結固留癖胃中食飲熱結留血閉絶停痰痞滿推陳致新能化七十二種石日華云主通泄五臓百病及癥結天行熱疾消腫毒

丹溪云硝屬陽金而有水與火土善消化驅逐而經言無毒化七十二種石不毒而能之乎以之治病則致其用病退則已若玄明粉者以其火煆而成其性當温遂曰常服多服久

服皆可豈理也哉

玄明粉

味辛甘冷無毒治心熱煩躁并五臟宿滯癥結明目退膈上虛熱消腫毒大除號云治一切熱毒風痃癖氣脹滿口若乾濇咽喉閉塞積熱驚悸健忘榮衛不調中酒中餘飲食過度四肢壅寒腸風痔疾血癖不消

東垣云玄明粉大抵用此以代盆硝佳

海藏云本草注云治骨蒸五勞驚悸熱毒風等服之立愈正經云味辛甘性冷則治熱病明矣兼味辛又鹹此能潤燥而軟堅也非大便燥結脈滑有力而洪大者不宜服都言煖水臟女子服之補益血脈有失用藥寒熱之本意經云鹹能勝血豈能補血哉又有治陰毒一句甚言尤錯矣若與硫黄附

子及諸陽藥多寡相佐而行則可以治陰中有伏陽者若的是陰毒別無伏陽殺人甚速太清伏鍊法云硝能制伏陽精解火石之毒則不治陰耳用者宜審也

滑石

味甘寒無毒主身熱洩澼女子乳難癃閉利小便蕩胃中積聚寒熱通九竅六府津液去留結止渴令人利中

成聊攝云滑石之滑以利水道

潔古云氣寒味甘治前陰竅澁不利性沉重能泄氣上令下行故曰滑則利竅不比與滲淡諸藥同色白者佳水飛細用

海藏云入足太陽經滑能利竅以通水道爲至燥之劑滑石本通猪苓阿膠同爲滑劑以利水道葱豉生薑同煎去滓澄清服之淡味滲泄爲陽以解表利小便也若小便少利則不

且以此解之

丹溪云滑石屬金而有土與水無甘草以和之勿用能燥濕分水道實大腸化食毒行積滯逐凝血解煩渴補脾胃降心火之要藥也

禹餘粮

味甘寒平無毒主欬逆寒熱煩滿下利赤白癥瘕小腹痛結煩疼

成聊攝云重可去怯禹餘粮之重以爲鎮固

紫石英

海藏云入手少陰經足厥陰經

赤石脂

味甘酸辛大溫無毒療腹痛洩澼下利赤白小便利女子

崩中漏下日華子云治吐血衄并澁精淋瀝安心鎮驚悸

成聊攝云澁可去脫石脂之澁以收斂之又云赤石脂澁以固腸胃

海藏云本經言澁可去脫石脂爲收斂之劑胞衣不出澁劑何以下之赤者入丙白者入庚

潔古云赤白二石脂俱甘酸陰中之陽也固脫

硇砂

味鹹苦辛溫大熱有大毒不宜多服主積聚破血結爛胎去惡肉生好肉柔金銀藥性云能消五金八石腐壞人腸胃生食之化人心爲血陳藏器云主飲食不消痃癖痰飲

日華子云消氣塊及惡瘡息肉食飽脹

東垣云味鹹苦辛溫有毒破堅癖去積破結血爛胎獨味不

用入羣隊中用之

石膏

味辛甘大寒無毒除時氣頭痛身熱三焦大熱解肌發汗止消渴咽熱

成聊攝云石膏味甘辛微寒風陽邪也寒陰邪也風則傷陽寒則傷陰榮衛陰陽爲風寒兩傷則非輕劑所能獨散也必須輕重之劑以同散之乃得陰陽之邪俱已榮衛之氣俱和是以太青龍湯以石膏爲使石膏爲重劑而又專達肌表者也又云熱淫所勝佐以苦甘知母石膏之苦甘以散熱

潔古云治足陽明經中熱發熱惡熱燥日晡潮熱自汗小便赤濁大渴引飲身體肌肉壯熱苦頭痛之藥白虎湯是也善治本經頭痛若無以上證勿服多有脾胃虛勞形體病證初

得之時與此有餘之證同者若醫者不識而假用之則不可勝救矣主治秘訣云性寒味淡氣味俱薄體重而沉降陰中之陽也乃陽明經大寒之藥能傷胃氣令人不食非腹有極熱者不可輕用能止陽明經頭痛胃弱者不可服治下牙痛者須用白芷爲使發引

東垣云石膏辛甘除三焦熱傷寒頭痛甘寒胃經大寒藥潤肺除熱解肌發汗

海藏云石膏發汗辛寒入手太陰經東垣曰石膏足陽明藥也又治三焦大熱手少陽也仲景治傷寒陽明經證身熱目痛鼻乾不得臥身以前胃之經也胸者胃肺之室也邪熱在陽明肺受火制故用辛寒以清肺所以號爲白虎湯也唐本註云療風去熱解肌衍義云仲景白虎湯中服之如神新校

正仲景傷寒論後言四月以后天氣熱時用白虎湯者是也然四方氣候不齊及歲月氣運不一方所既異當用之時亦宜兩審其說甚雅若傷寒熱病大汗後脉洪大口舌燥頭痛大渴不已或着暑熱身疼倦怠白虎湯服之無有不効石膏爲白虎湯之君主也知母條下更有說

丹溪云嘗觀藥之命名固有不可曉者中間亦多有意義學者不可不察如以色而名者大黃紅花白前青黛烏梅之類是也以氣而名者木香沉香檀香麝香之類是也以形而名者人參狗脊烏喙貝母金鈴子之類是也以質而名者厚朴乾薑茯苓生熟地黃之類是也以味而名者甘草苦參龍膽淡竹葉苦酒之類是也以能而名者百合當歸升麻防風消石之類是也以時而名者半夏茵陳冬葵寅雞夏枯草之類

是也石膏火煆細研醋調封丹爐其固密甚於石脂苟非膏焉能爲用此藥質與能而得名正與石脂同意闇孝忠妄以方解石爲石膏況石膏味甘辛本陽明經藥陽明主肌肉其甘也能緩脾益氣止渴去火其辛也能解出汗上行至頭又入手太陰手少陽彼方解石止有體重質堅性寒而已求其所謂有膏而可爲三經之主者安在哉醫欲責効不亦難乎又云軟石膏可研爲末醋丸如菉豆大以瀉胃火痰火食積殊驗

鉛丹

味辛微寒有毒主吐逆驚癇金瘡散血藥性云煎膏用以止痛生肌

潔古云本經言澁可去脫而固氣成無已云鉛丹收斂神氣

以鎮驚也

丹溪云鉛丹屬金而有土與水火丹出於鉛而日華子云凉無毒予竊疑焉曾見一中年婦人因多子於月內服鉛丹二兩遂四肢冰冷强直食不入口時正仲冬遂急服理中湯加附子與數十貼而安謂之凉而無毒可乎

鉛粉

味辛甘寒無毒殺三虫去鼈瘕療惡瘡墮胎藥性云治積聚不消焦炒止小兒疳痢

丹溪云胡粉另是一種乃錫粉非鉛粉蓋胡人以錫爲粉故名胡粉不可入藥惟婦人用以傅面喜其色類肌肉也又名瓴子粉鑞即錫也

代赭石

味苦甘平無毒除五藏血脉中熱驚氣入腹

成聊攝云怯則氣浮重劑所以鎮之代赭之重以鎮虛逆

海藏云經言怯則氣浮重劑所以鎮之怯者亦驚也入手少陽經足厥陰經

自然銅

味辛平寒有小毒療折傷散血止痛

丹溪云自然銅世以爲接骨藥然此等方儘多大抵妙在補氣補血補胃俗工不知惟求速效以罔利迎合病人之意而自然銅非煅不可服若服新出火者其火毒金毒相扇又挾香熱藥之毒雖有接傷之功其燥散之禍甚於刀劍戕之戕之

鹵鹹

一名鹼（公斬切）

味苦鹹寒有小毒

丹溪云石鹼去濕熱消痰磨積塊洗滌垢膩量虛實之用藥遲服則頓損又云石鹼阿魏皆消積塊

石硫黃

味酸大熱有毒衍義云今人用治下元虛冷元氣將絕久患寒泄脾胃虛弱欲垂命盡服之無不效中病當便已不可盡劑

海藏云如太白丹佐以硝石來服丹用硝石之類以至陽佐以至陰也與仲景白通湯佐以人溺豬膽汁大意相同所以去格拒之寒兼有伏陽不得不爾如無伏陽只是陰證更不必陰藥佐之也硫黃亦號為將軍功能破邪歸正返滯還清挺出陽精消化陰魄而生魂

繰絲湯

丹溪云口乾消渴者可用此吐之此物屬火有陰之用能泄膀胱水中相火以引清氣上朝於古按究原方治消渴以繅絲湯飲之或以繭殼絲綿　湯飲之亦可

漿水

丹溪云味甘酸而性凉善走化滯物解煩渴

麻沸湯

成聊攝云瀉心湯以麻沸湯漬服者取其氣薄而瀉虛熱也

潦水

成無已云赤小豆湯煎用潦水者亦取其水味薄則不助濕氣也

甘爛水

其法取水二斗置大盆內以杓揚之水上有珠子五六千

頻相逐乃取用之無已云煎用甘爛水者揚之無力

助腎氣也

草部

人參

味甘微温無毒主補五臟安精神定魂魄止驚悸除邪氣霍亂吐逆調中止消渴通血脉藥性云患人虛而多夢加而用之

成聊攝云脾欲緩急食甘以緩之人參之甘以緩脾氣

潔古云人參治脾肺陽氣不足及肺氣喘促短氣少氣補中緩中瀉脾肺胃中火邪善治短氣少氣非升麻爲引用不能補上升之氣升麻一分人參三分可爲相得若補下焦元氣瀉腎中火邪茯苓爲之使甘草梢子生用爲君去莖中痛或

加苦楝酒煮玄胡索爲主尤佳主治秘訣云性溫味甘氣味俱薄浮而升陽也其用有三補元氣止渴生津液也肺虛者用之又能補胃治喘嗽則勿用短氣則用之

東垣云人參甘溫能補肺中之氣肺氣旺則四藏之氣皆旺肺主諸氣故也仲景以人參爲補血者蓋血不自生須得生陽氣之藥乃生陽生則陰長血乃旺矣若陰虛單補血血無由而生無陽故也又云補氣須用人參又云安胃和中又云人參補元氣不足而瀉肺氣甘溫補陽利止而脉不足者是亡血也人參補之益脾氣與乾薑同用補氣裏虛則腹痛此藥補之是補其不足也又云人參補氣之藥如氣短氣不調及喘者加之

海藏云味既甘溫調中益氣卽補肺之陽瀉肺之陰也若但

言補肺而不論陰陽寒熱何氣不足則誤矣若肺受寒邪宜此補之肺受火邪不宜用也肺爲天之地卽手太陰也爲清蕭之藏貴凉而不貴熱則其寒象可知若其傷熱則宜沙參沙參味苦微寒無毒主血積驚氣除寒熱補中益肺氣治胃痹心痛結熱邪氣頭痛皮間邪熱安五藏人參味甘微温補五藏之陽也沙參味苦微寒補五藏之陰也安得不異易老取沙參以代人參取其苦也苦則補陰甘則補陽本經雖云補五藏亦須各用本藏藥相佐使隨所引而相補一藏豈可不知丹溪云人參入手太陰經而能補陰火甚與其蘆相反若服參一兩於內入蘆一錢則一兩之參徒虛費矣戒之

甘菊花

潔古云甘菊花味甘苦養目血

東垣云甘菊花治頭風頭眩明目

丹溪云甘菊花屬金而有水與土大能補陰須是味甘莖紫者若山野間味苦莖青者勿用大傷胃氣謹戒之

天門冬

味苦甘平大寒無毒主保定肺氣去熱養肌膚益氣力利小便冷而能補

潔古云保定肺氣治血熱侵肺止喘氣促加人參黄芪用之爲主女禰味苦甘性寒味厚氣薄陰也苦以泄滯血甘以助元氣及治血妄行此天門冬之功也

東垣云天門冬味苦甘主肺氣喘息促急除熱通腎氣鎮心潤五藏强骨髓

海藏云天門冬入手太陰足少陰經榮衛枯涸者濕潤所以

潤之天麥二門冬人參五味子枸杞子同爲生脉之劑此上焦獨取寸口之意

甘草

味甘平無毒主五臟六腑寒熱邪氣温中下氣煩滿短氣傷藏咳嗽止渴通經脉利血氣解百藥毒藥性云病人虛而多熱者加用之

成無已云甘草甘平以除熱又去脾欲緩急食甘以緩之用甘補之人參白术之甘以緩脾氣調中

潔古云甘草性平味甘生用之則大凉瀉熱火炙之則能補三焦元氣調和諸藥相協力共爲而不爭性緩善解諸急故有國老之稱主治秘訣云性寒味甘氣薄味厚可升可降陰中陽也其用有五和中補陽氣調和諸藥能解其太過去寒

邪此爲五也腹脹則忌之又能養血補腎生甘草梢子去腎莖之痛胸中積熱非梢子不能除又云補血不足用甘草凡用純寒純熱之藥必用甘草以緩其力也寒熱相雜藥亦用甘草調和其性也中滿者禁用經云中滿者勿食甘

東垣云生甘草補脾胃不足大瀉心火又云甘草味甘生寒炙溫純陽陽不足者補之以甘又云炙之以散表寒除邪熱去咽痛除熱緩正氣緩陰血潤肺

海藏云經云脾欲緩急食甘以緩之甘以補脾能緩之也故湯液用此以建中經曰甘者令人中滿又曰中滿者勿食甘則知非中滿之藥也甘人脾歸其所喜故也或問附子理中湯調胃承氣湯皆用甘草者如何是調和之意曰附子理中用甘草者恐其大僭也調胃承氣用甘草者恐其速下也三

藥用之非調和也皆緩之也小柴胡湯有柴胡黃芩之寒人參半夏之溫其中用甘草者即有調和之意鳳髓丹用甘草者緩腎濕而生元氣亦甘補之意也經曰以甘補之以甘緩之以甘瀉之本草云治七十二種石毒一千二百般草木毒調和諸藥有功故名國老雖非君而爲君所宗所以安和草石而解諸毒也於此可見調和之意者夫五味之用苦直行而泄辛橫行而散酸束而收斂鹹止而軟堅甘上行而發如何本草言下氣蓋甘之味有升降浮沉可上可下可內可外有和有緩有補有瀉居中之道盡矣入足太陰足厥陰足少陰三經能治肺痿之膿血若作湯劑能消五發之癰疽每用甘草二兩水三碗熳火熬至半碗去滓服之消瘡腫與黃芪同功黃芪亦能消諸腫癰疽修治之法與甘草同

丹溪云生甘草大緩諸火邪下焦藥宜少用恐太緩不能自達

熟乾地黄

味甘苦日乾者平火乾者温無毒

潔古云熟地黄酒洒九蒸假酒力則微温補血虚不足虚損血衰之人須用善黑鬚髮忌萊菔主治秘訣云性温味苦甘氣薄味厚沉而降陰也其用有五益腎水真陰一也和産後血氣二也去臍腹急痛三也養陰退陽四也壯水之源五也治外治上以酒浸之

東垣云地黄生則性大寒而凉血熟則性微温而補腎又云熟地黄當歸身牡丹皮此三味諸經中和血生血凉血

海藏云生地黄治手足心熱及骨蒸熱入手足少陰手足厥陰能益腎水而凉血其脉洪實者宜用生地黄若脉虚者則

宜熟地黄，假火力蒸九次，故能補腎中元氣。仲景制八味丸，以熟地黄爲諸藥之首，天一所生之源也。湯液四物湯以治藏血之臟，亦以熟地黄爲君者，癸乙同歸一治也。蒸擣不可犯鐵器，若犯之，令人腎消。陳藏器云：蒸乾則温補，生乾則平宣。機要云：熟地黄治臍下發熱者，腎經病也，非地黄不能除，補腎也，益陰之劑。二宜丸加當歸爲補髓煎。

生地黄

味甘平大寒，無毒。主婦人崩中血不止。

潔古云：生地黄性寒，味苦，凉血補血，補腎水真陰不足，治少陰心熱在内。此藥大寒，宜斟酌用之，恐損胃氣。主治秘訣云：性寒，味苦，氣薄味厚，沉而降，陰也。其用有三：凉血一也，除皮膚燥二也，去諸濕熱三也。又云：陰中微陽，酒浸上行。

海藏云手少陰手太陽之藥故錢氏瀉內與木通同用以導赤也諸經之血熱與他藥相隨亦能治之溺血便血亦治之

蒼术

味苦辛溫無毒主風寒濕痺消痰火暖胃消穀嗜食瘟疾山嵐瘴氣

潔古云蒼术氣溫味甘主治與白术同若除上濕發汗功最大若補中焦除中濕力少如白术腹中窄狹者須用之若治脛足濕腫加白术又云蒼术體輕浮氣力雄壯能去皮膚間腠理濕

東垣云入手陽明太陰能健胃安脾本草但言术不言蒼白其蒼术別有雄壯上行之氣能除濕下安太陰使邪氣不內傳於太陰也以其經泔浸火炒故能發汗與白术止汗特異

用者不可以此代彼蓋蒼白有止發之異也

丹溪云蒼术治上中下濕痰俱可用之

白术

味甘辛無毒消宿食去痰涎除寒熱止下泄治水腫脹滿止嘔逆腹内冷痛及胃氣虛而冷痢

成聊攝云脾惡濕甘先入脾茯苓白术之甘以益脾逐水潔古云白术除濕益燥和中益氣利腰臍間血除胃中熱主治秘訣云氣温味甘微苦氣味俱薄浮而升陽也其用有九温中一去脾胃濕二除脾胃熱三强脾胃進飲食四和脾胃以生津液五主肌熱六治四肢困倦目不欲開怠惰嗜臥不思飲食七止渴八安胎九也又云脾胃受熱濕沉困無力怠惰嗜臥并去痰須用白术飲水多因致傷脾須用白术茯苓

猪苓水瀉須用白术茯苓芍藥又云非白术不能去濕

東垣云白术味苦而甘性温味厚氣薄陽中　去諸經中濕而理脾胃潔古云温中去濕除熱强胃蒼术亦同但味頗厚耳下行則用之甘温補陽益脾逐水寒淫所勝甘以緩脾生津去濕渴者用之又云白术佐黄芩以安胎君枳實以消痞

海藏云本草本條下無蒼與白之名近代多用白术治皮間風止汗消痞補胃補中利腰臍間血利水道上而皮毛中而心胸下而腰臍之間在氣主氣在血主血入手太陽足陽明手少陰足太陰足厥陰潔古云非白术不能去濕非枳實不能消痞除濕利水如何是益津液

丹溪云白术有汗則止無汗則發與黄芪同功味亦有辛大能消虚痰也

牛膝

味苦酸平無毒主寒濕痿痺四肢拘攣膝痛不可屈伸墜胎男子消陰老人失溺婦人月水不通補腎填精逐惡血留結助十二經脉壯陽

潔古云牛膝强筋

丹溪云牛膝之用能引諸藥下至於足凡用土牛膝春夏用莖葉秋冬用根惟葉汁之効尤速

茺蔚子

一名益母味辛甘微寒無毒主明目益精其莖主瘾疹痒可作浴湯治産後血脹苗葉同功

丹溪云益母草治産前産後諸疾行血養血難産作膏服良

柴胡

味苦平微寒無毒生除傷寒心下煩熱諸痰熱結實治熱勞骨節煩痛時疾內外熱不解胸脇氣滿

成無巳云柴胡之苦以發表熱又云柴胡黃芩之苦入心而折熱

潔古云柴胡除虛勞煩熱解散肌熱去早晨潮熱此手足少陽厥陰四經行經藥也善除本經頭痛非他藥所能止治心下痞胸脇中痛能引胃氣上升以發散表熱去寒熱往來膽痺非柴胡梢不能除之又去脇下痛往來寒熱及日晡發熱用柴胡主治秘訣云柴胡味微苦性平微寒氣味俱輕陽也升也少陽經分藥偏頭痛乃少陽也非柴胡不能除

東垣云柴胡瀉肝火須用黃連佐之欲上升則用根酒浸欲中及下降則生用梢又治瘡瘍癖積之在左又云十二經瘡

藥中須用以散諸經血結氣聚功用與連翹同

海藏云人足少陽主東方分之氣也在經主氣在藏主血證前行則惡熱却退則惡寒雖氣微寒味之薄者故能行經是主氣也若佐以三稜廣茂巴豆之類故能消堅積是主血也婦人經水適來適斷傷寒雜病潔古須用小柴胡主之加以四物之類并蓁芃牡丹皮輩同爲調經之劑衍義云柴胡本經並無一字治勞今人治勞方中鮮有不用者嗚呼凡此誤世多矣嘗原病勞有一種眞藏虛損復受邪熱因虛而致勞故曰勞者牢也須斟酌用之如經驗方中治勞熱青蒿煎凡用柴胡正合宜耳服之無不效熱去即須急已若或無熱而得此則病愈甚日華子又謂補五勞七傷藥性論亦謂治勞乏羸瘦若此等病苟無實熱醫者取而用之不亡何待註釋

本草一字亦不可忽葢萬世之後所誤無窮爾苟有明哲之士自可處制中下之士所學不肯考究枉致淪沒可不謹哉可不戒哉如張仲景治寒熱往來如瘧狀用柴胡湯正合其宜圖經云張仲景治傷寒有大小柴胡及柴胡龍骨牡蠣柴胡加芒硝等湯故後人治傷寒寒熱以此爲最要之藥東垣云柴胡者能引清氣而行陽道傷寒外諸藥所加有熱則加之無熱則不可加又能引胃氣上行升騰如春令也欲其如此又何加之能去內外藏府俱乏能引清氣上行而順陽道葢以少陽之氣初出地之皮爲嫩陽故以少陽當之

麥門冬

味甘平微寒無毒主虛勞客熱口乾燥渴定肺氣治心肺虛熱

相兼二去彼節痛三除癰疽敗血四治風濕頭痛五也

東垣云羌活獨活防風此三味治手足太陽證脊痛項強不可回顧腰似折項似拔者

海藏云羌活君藥也非無爲之主乃撥亂反正之主也故大無不通小無不入關節痛非此不治太陽經頭痛肢節痛一身盡痛非羌活不能除足太陽足厥陰足少陰藥也與獨活不分二種後人用羌活多用鞭節者用獨活多用鬼眼者羌活則氣雄獨活則香細故氣雄者入太陽香細者入少陰也錢氏瀉青丸用此者壬乙同歸一治也或問治頭痛者何荅曰巨陽從頭走足惟厥陰與督脉會于巔逆而上行諸陽不得下故令頭痛也足太陽厥陰之藥也

升麻

味甘苦平微寒無毒辟瘟疫瘴氣頭痛喉痛口瘡時氣熱疾牙根浮爛惡臭瘡豆瘡口氣疳䘌

成聊攝云主而用大熱之氣寒以取之甚熱之氣以汗發之麻黃升麻之甘以發浮熱

潔古云升麻乃足陽明胃足太陰脾行經藥也若補脾胃非此爲引用不能補若得白芷葱白之類亦能走手陽明太陰非此四經不可用也能解肌肉間熱此手足陽明傷風引用之藥也主治秘訣云氣溫味辛氣味俱薄浮而升陽也其用有四手足陽明引經一升陽氣於至陰之下二陽明經分頭痛三去風邪在皮膚及至高之上四也治邪痺非升麻稍不能除

東垣云主發散陽明經風邪元氣不足者用此於陰中以升

成聊攝云肺燥氣熱以酸收之以甘緩之門冬之甘潤肺[illegible]潔古云麥門冬治肺中伏火脉氣欲絕加五味子人參二味名之生脉散補肺中元氣不足須用之又治經枯乳汁不行湯潤去心用引經須以酒浸

東垣云麥門冬味甘平陽中之陰主心腹結氣腸中傷飽虛勞客熱保定肺氣止煩渴又云補心氣不足及治血妄行甘平補不足

海藏云入手太陰經衍義云治心肺虛熱及虛勞客熱亦可作熟水飲之

獨活

味苦甘平辛微溫無毒療諸賊風百節痛諸風濕冷皮肌苦痒手足攣痛

潔古云獨活足少陰腎經行經藥也若與細辛同用治少陰經頭痛如神主治秘訣云性溫味苦氣厚味薄沉而升陰中陽也治風須用又能燥濕經云風能勝濕頭暈目眩非此不能除

東垣云獨活治足少陰伏風而不治太陽故兩足寒痺不能動履非獨活不能治

羌活

味辛苦無毒治賊風多痒血癩手足不遂口面喎斜遍身𤸷痺治一切風赤目疼痛

潔古云羌活治肢節疼痛手足太陽本經風藥也加川芎治足太陽少陰頭痛透關利節又治風濕主治秘訣云性溫味辛氣味俱薄浮而升陽也其用有五手足太陽引經一風濕

其陽氣上行也又云引葱白散手陽明之風邪引石膏止足陽明之齒痛

海藏云升麻入足陽明若初病太陽證便服升麻葛根發出陽明經汗或失之過陽明經燥太陽經不可解必傳陽明矣故投湯不當非徒無益而又害之也朱氏云瘀血入裏若衄血吐血者犀角地黄湯乃陽明之聖藥也如無犀角以升麻代之升麻犀角性味相遠不同何以代之蓋以升麻止是引地黄及餘藥同入陽明經耳初病太陽證服升麻可乎仲景云太陽若發汗若下若利小便重亡津液胃中乾燥因而轉屬陽明病其害不可勝言仲景又云太陽兀兀無汗者葛根湯發之若兀兀自汗者表虛也不宜用此朱氏用葛根升麻者以表實無汗也

車前子

味甘鹹寒無毒主氣癃止痛利水道治肝中風熱衝目赤痛障瞖腦痛淚出其葉通五淋治尿血

海藏云能利小便而不走精氣與茯苓同功

木香

味辛温無毒治九腫心疼積年冷氣痃癖癥塊脹痛治霍亂吐瀉心腹疼痛治心腹一切氣止痢疾安胎健脾消食及膀胱冷痛嘔逆翻胃

潔古云除肺中滯氣若療中下焦氣結滯須用檳榔爲使主治秘訣云氣熱味辛苦氣味俱厚沉而降陰也其用調氣而已又云辛純陽以和胃氣

東垣云木香味苦辛純陽治腹中氣不轉運助脾又云辛温

升降滯氣

海藏云木香治血氣刺心痛冷積氣癥癖癥瘕塊脹逆行一切氣安胎健脾膀胱冷痛嘔逆反胃霍亂吐瀉九種心疼之疾本經云主氣劣氣不足補也衍義云專泄決胸腹間滯塞冷氣破也安胎健脾補也除痃癖塊破也與本條言補不同何也易老以爲調氣之劑不言補也

丹溪云木香行肝經氣火煨用可實大腸

薯蕷

味甘平溫無毒主傷中補虛羸益氣力長肌肉强筋骨補五勞七傷心氣不足治泄精健忘

海藏云入太陰之藥潤皮毛之燥涼而能補與二門冬同東垣云仲景八味丸用乾山藥者以其涼而能補也亦治皮膚

乾燥以此物潤之

丹溪云山藥屬上而有金與水火補陽氣生者能消腫硬經云虛之所在邪必湊之着而不去其病爲實非腫硬之謂乎故補其氣則留滯自不容於不行矣

薏苡仁

味甘平微寒無毒主筋急拘攣風濕痹除筋骨邪氣不仁肺痿吐膿血治乾濕脚氣治肺癰心胸甲錯

丹溪云寒則筋急熱則筋縮急因於堅强縮因於短促若受濕則弛弛因於寬長然寒與熱未嘗不挾濕三者皆因於濕然外濕非內濕有以啟之不能成致濕之病蓋因酒麵爲多而魚與肉繼以成之若甘滑陳久燒炙香辛乾硬之物皆致濕之因也戒之慎之

澤瀉

味甘鹹寒無毒逐膀胱三焦停水治五淋宣通水道

行水多服病人眼

成聊攝云鹹味涌泄爲陰澤瀉之鹹以泄伏水滑利竅

潔古云除濕之聖藥也治小便淋瀝去陰間汗無此疾者服之令人目盲主治秘訣云性寒味鹹氣味俱厚沉而降陰也其用有四入腎經一去舊水養新水二利小便三消水腫四也又云滲泄止渴

海藏云衍義言澤瀉之功尤長於行水張仲景治水畜煩渴小便不利或吐或瀉五苓散主之方用澤瀉故知其用長於行水本經又引扁鵲云多服病人眼誠爲行去其水仲景八味丸用之者亦不過接引桂附等歸就腎經別無他意凡服

澤瀉散人未有不小便多者小便既多腎氣焉得復實今人止洩精多不敢用本經云久服目明扁鵲云多服病人眼何也易老云去胞中留垢以其味鹹能瀉伏水故去留垢即腹中陳久積物也入足太陽少陰經仲景治太陽中風入裏渴者五苓散主之

龍膽

氣味苦寒無毒益肝膽氣止驚惕明目止煩小兒驚癎

潔古云治兩目赤腫睛脹瘀肉高起痛不可忍以柴胡爲主龍膽爲使治眼中之病必用藥也主治秘訣云性寒味苦辛氣味俱厚沉而降陰也其用有四除下部風濕一也除濕熱二也臍以下至足腫痛三也寒濕脚氣四也其用與防巳同酒浸上行及外行

細辛

味辛温有小毒王䟽逆頭痛風濕痺痛温中下氣開胸中滯益肝膽明目利九竅治惡風頭風止眼風淚下除齒痛治頭面痛不可缺者也

成聊攝云細辛附子之辛以温少陰之經

潔古云治少陰經頭痛如神當少用之獨活為之使主治秘訣云性温味辛氣厚於味輕清上浮而升陽中陰也止諸陽頭痛諸風通用辛熱温少陰之經散水寒治內寒

東垣云細辛味大辛純陽主手少陰經頭痛又云去風頭痛及皮膚風熱

海藏云東垣言細辛治邪在裏之表故仲景少陰證用麻黃附子細辛湯也易老云治少陰苦頭痛太陽則羌活少陰則

細辛陽明則白芷太陰則蒼朮厥陰則川芎吳茱萸少陽則柴胡用者隨經不可差也細辛香味俱細而緩故入少陰與獨活頗相類

藍實

丹溪云藍屬水而有木能使散敗之血分歸經絡

芎藭

味辛生溫熟寒無毒主中風入腦頭痛面上遊風治一切風治一切氣一切血破宿血養新血長肉諸瘡瘍及排膿潔古云補血治血虛頭疼之聖藥也治姙婦數月胎動加當歸二味各二錢水二盞煎至一盞服之神效主治秘訣云性溫味辛苦氣味厚薄浮而升陽也其用有四手少陽引經一也諸經所痛二也助清陽之氣三也去濕氣在頭四也

東垣云頭痛須用川芎如不愈加各引經藥太陽羌活陽明白芷少陽柴胡太陰蒼朮厥陰吳茱萸少陰細辛如頂巔痛去川芎用加藁本又云芎藭味辛溫純陽主中風入腦頭風海藏云易老言川芎上行頭角下行血海故清神四物皆所用也入手足厥陰衍義云頭面風不可缺也然須以他藥佐之若單服既久則走散真氣既以他藥佐之又不可久服中病便已可也東垣云頭痛甚者加蔓荊子頂與腦痛加川芎頭項痛者加藁本諸經頭痛者加細辛若有熱者不能治別有清空之劑能緣諸經頭痛並用此四物

丹溪云芎久服能致暴亡以其辛溫也辛甘發散之過歟局方以沉檀腦麝氣韻香作湯較之芎辛散之禍孰爲輕重請試思之

黃連

味苦寒無毒主熱氣目痛眥傷淚出明目腹痛下痢止煩渴益膽殺小兒疳蟲點赤眼昏痛鎮肝治驚悸煩躁潤心肺長肉止血并瘡疥盜汗

成聊攝云苦入心寒除熱大黃黃連之苦以導瀉心下之虛熱又云上熱者泄之以苦黃連之苦以降陽又云蚘得甘則動得苦則安黃連黃蘗之苦以安蚘

潔古云瀉心火除脾胃中濕熱治煩躁惡心鬱熱在中焦兀兀欲吐味苦氣味俱厚可升可降陰中陽也其用有五瀉心熱一也去中焦火二也諸瘡必用三也去風濕四也赤眼暴發五也酒炒則上行又云去中焦濕與熱用黃連瀉心火故也眼痛不可忍者用黃連當歸根酒浸煎服宿食不消者用

黃連枳實

海藏云入手少陰經性苦燥故入心火就燥也雖然瀉心其實瀉脾也爲子能令母實實則瀉其子凡治血病防風爲上使黃連爲中使地榆爲下使也一方令小兒終身不發瘢瘡煎黃連一口兒初生未出聲時灌之大驗已出聲時灌之者瘢雖發亦輕古方以黃連爲治痢之最衍義云治痢兒有微血不可執以黃連爲苦燥用之虚者多致危困若氣實初病熱多血痢者則宜用之

丹溪云以薑汁炒黃連辛散衝熱有功

黃芪

味甘微溫無毒主癰疽排膿止痛内托補虛逐五藏間惡血補丈夫虛損主虛喘助氣壯筋骨長肉補血産前後一

切病月候不匀消渴骨蒸

潔古云治虛勞自汗補肺氣實皮毛瀉肺中火脉弦自汗善治脾胃虛弱瘡瘍血脉不行內托陰證瘡瘍必用之藥也主治秘訣云性温味甘氣薄味厚可升可降陰中陽也其用有五補諸虛不足一也益元氣二也去肌熱三也瘡瘍排膿止痛四也壯脾胃五也去諸經之痛除虛熱止盜汗

東垣云補五藏諸虛不足瀉陰火無汗則發之有汗則止之又云護周身皮毛間腠理虛及活血脉生血乃瘡家聖藥也又能補表之元氣虛弱通和陽氣泄火邪也

海藏云黃芪有白水芪木芪功用皆同惟木芪莖短而理橫折之如綿皮黃褐色肉內白色謂之綿黃芪若但堅脆味苦者謂之苜蓿根世人以苜蓿根代之呼爲土黃芪但味苦能

令人瘦特味甘者能令人肥也頗能亂眞用者宜審其治氣虛盜汗并自汗即皮表之藥又治皮膚痛則表藥可知又治咯血柔脾胃是又爲中州藥也又治傷寒尺脉不至又補腎藏之元氣以爲裏藥乃是上中下內外三焦之藥也圖經言河東者沁州綿上是也故謂之綿芪味甘如蜜兼體骨柔軟如綿世以爲如綿者爲綿黃芪非也別說云黃芪本出綿上者爲良蓋以地產爲綿若以柔韌如綿爲綿而僞者亦柔韌但當以堅脆甘苦爲別也衍義云黃芪防風世多相須而用東垣云黃芪人參甘草此三味退熱之聖藥也靈樞云衛氣者所以溫分肉而充皮膚肥腠理而司開闔黃芪旣補三焦實衛氣與桂同特益氣異爾然亦在乎佐使桂則通血脉亦能破血而實衛氣通內而實外者歟桂以通血言則芪爲實

氣也入手少陽足太陰足少陰命門之劑

肉蓯蓉

味甘酸鹹溫無毒主勞傷補中除莖中痛强陰益精

海藏云命門相火不足以此補之

丹溪云屬土而有水與火能峻補精血驟多用之則反滑大腸

瑣陽

丹溪云味甘可啖煑粥彌佳補陰氣治虛而大便燥結者虛而大便不燥結者勿用可代蓯蓉用

防風

潔古云療風通用瀉肺實如神散頭目中滯氣除上焦風邪又爲去濕藥之使風能勝濕故也誤服瀉人上焦元氣主治秘訣云味甘純陽手足太陽經之本藥又云防風甘辛溫散

經絡中留濕

東垣云：防風辛溫，氣味俱薄，浮而升，陽也。凡瘡在胸膈已上，雖無手足太陽證，亦當用之，爲能散結去上部風。病人身體拘急者，風也。諸瘡見此證者，亦須用之。若脊痛項强，不可回顧，腰似折，項似拔者，乃手足太陽證，正當用之。又云：防風能制黃芪，黃芪得防風其功愈大。又云：防風盡治一身之痛，乃卒伍卑賤之職，聽令而行，隨所引而至，乃風藥中之潤劑也。雖與黃芪相制，乃相畏相使者也。又云：防風身去人身半已上風邪，梢去人身半已下風邪，主治諸風。

丹溪云：人之口通乎地，鼻通乎天。口以養陰，鼻以養陽。天主清，故鼻不受有形而受無形爲多；地主濁，故口受有形而兼乎無形。昔王太后病風，不能言而脉沉，其事急，若以有形之

湯藥則緩不急事乃造防風黃芪湯數斛置於床下氣如烟霧使口鼻皆受其氣便得語藥力薰蒸其效如此善醫者宜取法焉

五味子

成聊攝云內經曰肺欲收急食酸以收之芍藥五味子之酸以收逆氣而安肺

潔古云五味子大益五藏氣孫真人云五月常服五味子以補五藏之氣遇季夏之間令人困乏無力無氣以動與黃芪人參麥門冬少加黃蘗剉煎湯服之使人精神精氣兩足筋力湧出生用

東垣云五味子味酸溫主欬逆上氣明目煖水藏治勞傷羸瘦補不足又云收肺氣補氣不足酸以收逆氣肺寒氣逆則

此藥與乾姜同用治之又云性溫味酸氣薄味厚可升可降

陰中陽也其用有六收散氣一也止嗽二也補元氣不足三

也止瀉痢四也生津液五也止渴六也

海藏云仲景八味丸用此述類形象爲腎氣丸孫眞人云五

月常服五味子以益肺金之氣在上則滋源在下則補腎故

入手太陰足少陰也

丹溪云五味子屬水而有木與金大能收肺氣宜其有補腎

之功收肺氣非除熱乎補腎非煖水藏乎食之多致虛熱者

蓋收補之驟也衍義何惑之有又云火熱嗽必用之

茵陳蒿　熱味

成聊攝云小熱之氣凉以和之大熱之氣寒以取之茵迺心

子之苦寒以逐胃燥　治感

海藏云入足陽明經仲景茵陳梔子大黃湯治濕黃也如梔蘗皮湯治燥黃也如苗澇則濕黃苗旱則燥黃濕則瀉之燥則潤之可也此二藥治陽黃也韓祗和李思訓治陰黃附子湯大抵以茵陳爲君主佐以大黃附子各隨寒熱也

東垣云茵陳味甘陰中微陽治傷寒發黃

沙參

海藏云沙參厥陰經本經之藥

王不留行

潔古云苦甘陽中陰也下乳引導用之利血脉

東垣云王不留行主金瘡止血乳癰

本草發揮卷之二　薛氏醫按

會稽徐彥純編　吳郡薛鎧校

新都吳中珩閱

草部

乾薑

成聊攝云：辛以潤之，乾薑之辛以固陽虛之汗。又云：乾薑之辛以散裏寒。又云：寒淫所勝，平以辛熱，薑附之辛熱以勝寒。又云：乾薑之辛以溫胃散寒。

潔古云：治沉寒錮冷，腎中無陽，脉氣欲絶，黑附子爲引，用水同煎二物，薑附湯是也。亦治中焦有寒。主治秘訣云：性熱味辛，氣味俱厚，半浮半沉，可升可降，陽中陰也。其用有四：通心氣助陽一也，去臟腑沉寒二也，發散諸經之寒氣三也，治感寒腹痛四也又云辛温純陽内經云寒淫所勝以辛散之此之謂也乾生薑氣温味辛主傷寒頭痛鼻塞上氣止嘔吐咳嗽生與乾同治與半夏等分以治心下急痛

東垣云乾薑味苦辛温純陽主温中治霍亂腹冷痛除冷氣治寒嗽温經破血去風又云主發散寒邪如多用則耗散元氣蓋辛以散之則壯火食氣故也須以生甘草緩之辛熱散内寒散陰寒肺寒與五味子同用治嗽以勝寒邪正氣虚者發寒與人參同用補脾温胃去腹中寒甚平以辛熱也

海藏云經炮則味苦温脾燥胃所以理中其實主氣而泄脾

易老云乾薑能去下焦之寒故四逆湯用之乾薑本味辛及見火後稍苦故止而不行所以能治裏寒非若附子行而不止也理中湯用此者以其四逆也或問東垣曰乾薑一味辛

熱又云補脾今言泄脾而不言補何也泄之一字非泄脾之正氣是泄脾中寒濕之邪氣蓋以辛熱之劑燥之故曰泄脾也

丹溪云治血虛發熱須以補陰藥同用入肺中利肺氣入腎中燥下濕入氣分引血藥以生血

生薑

成聊攝云薑棗味辛甘固能發散而又不特專於發散之用以脾主為胃行其津液薑棗之用專行脾之津液而和榮衛者也

潔古云生薑性溫味辛甘氣味俱厚浮而升陽也其用有四制厚朴半夏毒一發散風邪二溫中去濕三益脾胃藥之佐四東垣云生薑為嘔家之聖藥辛以散之嘔為氣不散也此物能行陽而散氣又云生薑消痰下氣益脾胃散風寒主傷

寒頭痛鼻塞通四肢關節開五臟六腑又云生薑與大棗同用調和脾胃辛溫與芍藥同用溫經散寒

海藏云孫眞人言生薑爲嘔家聖藥或問東垣曰生薑辛溫入肺如何是開胃口俗指心下爲胃口者非也咽門之下受有形之物係胃之系便爲胃口與肺同處故入肺而開胃口也又問曰人言夜間勿食生薑食則令人閉氣何也曰生薑辛溫主開發夜則氣本收斂反食生薑開發其氣則違天道是以不宜食此以平人論之可也若有病則不然也薑屑比之乾薑不熱比之生薑不潤以乾生薑代乾薑者以其不僭也

葛根

成聊攝云本草云輕可去實麻黃葛根之屬是也以中風表實故加二物於桂枝湯中也

潔古云治脾胃虛熱而渴解酒毒通行足陽明經主治秘要云性寒味甘氣味俱薄體輕上行浮而微降陽中陰也其用有四止渴一也解酒二也發散表邪三也發散小兒瘡疹難出四也益陽生津不可多服恐損胃氣

東垣云葛根味甘純陽主消渴身大熱解諸毒療傷寒中風頭痛解肌發表出汗開腠理又云乾葛其氣輕浮鼓舞胃氣上行生津液而解肌熱

海藏云入足陽明經東垣云世或初病太陽證便服葛根升麻湯者是遺太陽不惟遺經反引太陽邪氣入于陽明不能解也朱奉議云頭痛如破者連鬚葱白湯主之次又不已者葛根葱白湯主之恐太陽流入陽明故用此以斷太陽入陽明之路而非太陽藥也故仲景治太陽陽明合病桂枝湯內

加麻黄葛根也又有葛根黄芩黄連解肌湯是知葛根非太陽藥即陽明藥也易老又云太陽初病未入陽明頭痛者不可便服葛根湯發之若服之是引賊破家也若額顱痛者可服之葛根湯乃陽明自中風之仙藥也

栝蔞根

成聊攝云栝蔞根味苦微寒潤枯燥者也加之則津液通行是爲渴所宜也又云津液不足而爲渴苦以堅之栝蔞根之苦以生津液又云苦以泄之栝蔞實味苦寒通胸中鬱熱苦寒以泄熱

潔古云性寒味苦陰也能解煩渴心中枯渴者非此不能除

東垣云栝蔞根味苦寒純陰止渴生津液苦寒與酸辛同用以導腫氣

丹溪云栝蔞實屬土而有水本草言治胸痺以其味甘性潤甘能補肺潤能降氣胸有痰者以肺受火逼失降下之令今得甘緩潤下之助則痰自降宜其爲治嗽之要藥也又云洗滌胸膈中垢膩治消渴之神藥也

苦參

潔古云苦參氣寒味苦是少陰腎經之君藥也治本經須用

主治秘訣云苦陰氣沉逐濕

東垣云苦參能治熱毒風皮膚煩燥主瘡赤癩脫眉

丹溪云苦參屬水而有火能峻補陰氣或得之而腰重者以其氣降而不升也非傷腎之謂治大風有功况風熱細疹乎

當歸

成聊攝云內經曰脉者血之府也諸血皆屬心通脉者必先

補心益血若先入于心當歸之苦以助心血

潔古云當歸頭止血尾破血身和血若全用一破一止亦和血也使頭是一節硬實處使尾是尖細處主治秘訣云性溫味辛氣厚味薄可升可降陽中陰也其用有三心經本藥一也和血二也治諸病夜甚三也治上治外須以酒浸可以潰堅凡血受病須用之眼痛不可忍者以黃連當歸根酒浸煎服又云血壅而不流則痛當歸身辛溫以散之使氣血各有所歸

東垣云當歸梢主癥癖破惡血并產後惡血上衝去諸瘡瘍腫結治金瘡惡血溫中潤燥止痛又云當歸熟地黃牡丹皮此三味於諸經和血生血凉血之藥也又云血刺痛用當歸詳上下用根梢酒洗糖黃色者嚼之大辛可能潰堅治血通

用甘以和血辛温以潤内寒苦以助心散寒
海藏云別說言産後惡血上衝氣血昏亂者服之即定此蓋能使氣血各有所歸恐聖人立當歸之名必因此出入手少陰以其心生血也入足太陰以其脾養血也入足厥陰以其用藏血也若令用在參芪皆能補血用在牽牛大黄皆能破血佐使分定用者當知從桂附茱萸則熱從大黄芒硝則寒論諸經頭痛俱在細辛條下惟酒煎當歸治諸頭痛蓋諸頭痛皆屬肝木故以血藥主之本經云當歸主咳逆上氣當歸血藥如何治胸中氣藥性論云補女子諸不足此言盡當歸之用

麻黄

成聊攝云寒淫於内治以甘熱佐以苦辛以辛潤之麻黄之

甘以解少陰之寒又云麻黃甘草之甘以散表寒

潔古云麻黃發太陽少陰經汗入手太陰主治秘訣云性溫味甘辛氣味俱薄輕清而浮升陽也其用有四去寒邪一也肺經本藥二也發散風寒三也去皮膚寒濕及風四也泄衛中實去榮中寒又云麻黃苦爲在地之陰陰當下行何謂發汗而升上經云味之薄者乃陰中之陽所以麻黃發汗而升上亦不離乎陰之體故入手太陰也

東垣云去表上之寒邪甘緩熱去節用以解少陰經之寒散表寒散浮熱又云麻黃主中風傷寒頭痛發表出汗通九竅開毛孔治欬逆上氣

海藏云麻黃入足太陽手太陰能泄衛實而發汗及傷寒無汗咳嗽夫麻黃治衛實之藥桂枝治衛虛之藥桂枝麻黃雖

爲太陽經藥其實榮衛藥也以其在太陽地分故曰太陽也本病者卽榮衛肺主衛心主榮衛爲氣榮爲血乃肺心所主故麻黃爲手太陰之劑桂枝爲手少陰之劑故傷寒傷風而咳者用麻黃桂枝卽湯液之源也

通草

潔古云氣平味苦主小便不通導小腸中熱

東垣云通草味辛甘純陽能泄肺利小便又云木通味甘而淡性平氣厚味薄陽也通經利竅去小腸之熱又云通草甘平以緩陰血

燈心草

潔古云氣平味甘通陰竅澀不利利小便除水腫癃閉五淋

主治秘訣云辛甘陽也瀉肺

丹溪云燈心草屬金火燒爲灰取少許吹喉中治急喉閉甚捷

白芍藥

成聊攝云芍藥白補而赤瀉白收而赤散也又云芍藥之酸收歛津液而益榮又云正氣虛弱收而行之芍藥之酸以收正氣又云酸收也泄也芍藥之酸收陰氣而泄邪氣又云肺燥氣熱以酸收之以甘緩之芍藥之酸以歛逆氣

潔古云白芍藥補中焦之藥炙甘草爲輔治腹中痛如夏月腹痛少加黃芩惡熱而痛加黃蘗若惡寒腹痛加肉桂一分白芍藥二分炙甘草一分半此仲景神品藥也如寒月大寒腹痛加桂一錢半水二盞煎一盞服主治秘訣云性寒味酸氣厚味薄升而微降陽中陰也其用有六安脾經一也治腹痛二也收胃氣三也止瀉痢四也和血脉五也固腠理六也

白補赤散瀉肝補脾酒浸引經止中部腹痛去皮用

東垣云芍藥味酸而苦微寒氣薄味厚陰也降也收脾經之藥陰氣能除腹痛酸以收之扶陽而收陰氣泄邪氣扶陰與東生薑同用以溫經散濕通塞利腹中痛謂氣不通肺燥氣熱酸收甘緩下利必用之藥也經云肺欲收以白芍藥之酸收之

海藏云衍義言芍藥全用根其品亦多須用花紅而單葉山中者爲佳花葉多則根虛然其根亦多赤色其味澁若有色白麄肥者益好餘如經然血虛寒人禁此一物古人有言減芍藥以被中寒誠不可忽今見花赤者爲赤芍藥花白者爲白芍藥俗云白補而赤瀉東垣云但澁者爲上或問古今方論以澁爲收今本經言利小便何謂也東垣曰芍藥能停諸濕而益津液使小便自行非通利之也又腎主大小二便以

此盖陰滋濕故小便通也又問緩中何謂曰損其肝者緩其中即調血也又問當用何藥曰當用四物湯其內有芍藥故也赤者利小便下氣白者止痛散血入手足太陰大抵酸澁者爲收斂停濕之劑故主手足太陰收降之體又能治血海而入九地之下復至厥陰也後人用赤瀉白補者以其色在西方故補在南方故瀉也

丹溪云白芍藥酒浸炒與白术同用則補脾與川芎同用補肝與人參白术同用則補氣治腹中痛不利者必炒後重者不炒惟治血虚腹痛諸腹痛皆不可治

玄參

潔古云氣寒味苦治心中懊憹煩而不得眠心神顛倒欲絶血滯小便不利東垣云足少陰腎經君藥也治本經須用

海藏云易老言玄參乃樞機之劑管領諸氣上下肅清而不濁風藥中多用之故活人治傷寒陽毒用玄參升麻湯治汗吐下後毒不散即知肅清樞機之劑以此論之治空中氤氲之氣無根之火以玄參爲聖藥也

秦艽

潔古云秦艽本功外又治口噤腸風瀉血主治秘訣云性平味鹹養血榮筋中風手足不遂者用之去手陽明下牙痛及除本經風濕

東垣云秦艽味苦辛陰中微陽主寒濕風痺肢節痛無問新久通身攣急傳尸骨蒸

知母

成聊攝云上熱者以苦泄之知母黄芩之苦凉心去熱

潔古云知母治足陽明大熱大補益腎水膀胱之寒主治秘訣云性寒味苦氣味俱厚沉而降陰也其用有三泄腎經之火一也作利小便之佐使二也治痢疾臍下痛三也腎經本藥若欲上頭引經皆須用酒炒刮去皮毛用裏白者佳

東垣云知母味苦陰中微陽涼腎經

海藏云東垣言入足陽明經手太陰經味苦寒潤治有汗骨蒸腎經氣勞瀉心仲景用此爲白虎湯治不得眠者煩躁也煩者肺也躁者腎也以石膏爲君主佐以知母之苦寒以清腎之源緩以粳米甘草之甘而使之不速下也經云胸中有寒者瓜蔕散主之又云表熱裏寒者白虎湯主之夫以瓜蔕知母味皆苦寒而治胸中之寒何也蓋成無己註云即傷寒寒邪之毒爲熱病者也讀者當逆識之如論語言亂人十人

之類亂字訓作治字也仲景所言寒之一字舉其初而言之熱病在其中矣若以寒字爲寒冷之寒則無復用寒苦之劑兼言白虎湯證尺寸俱長則其熱可知之矣

貝母

成聊攝云辛散而苦泄桔梗貝母之苦辛用以下氣

海藏云寒實結胸無熱證者仲景以小陷胸湯主之白散亦可服以其內有貝母也別說云貝母能散心胸鬱結之氣殊有功今用以治心口氣不快多愁鬱者信然海藏祖方下乳三母散用牡蠣知母貝母三物爲細末以猪蹄調下

香白芷

潔古云治足陽明頭痛中風寒熱解利藥也以四味升麻湯中加之通行手足陽明經也主治秘訣云性温味辛氣味俱

輕陽也陽明行經之藥治陽明經頭痛在額及治風通用去肺經風熱頭面皮膚燥痒

東垣云白芷味辛純陽治風邪止渴嘔吐頭風侵目淚出頭眩目痒治目赤努肉排膿治瘡痍疥癬長肌肉散陽明經之風又云通行手足陽明經又爲手太陰之引經

海藏云其氣芳香治正陽陽明頭痛與辛夷細辛同用治鼻病內托用此長肌則陽明可知也

黃芩

成聊攝云苦入辛而泄熱黃芩黃連之苦以泄痞熱又云陽有餘以苦除之黃連黃芩之苦以除熱

潔古云治肺中濕熱療上熱目中赤腫瘀肉壅盛必用之藥泄肺中火邪上逆於膈上補膀胱之寒水不足乃滋其化源

主治秘訣云性凉味苦甘氣厚味薄浮而降陽中陰也其用有九瀉肺經熱一也夏月須用二也上焦及皮膚氣熱三也去諸熱四也婦人産後養陰退陽五也利胸中氣六也消膈上痰七也除上焦熱及皮濕八也安胎九也單製二製不製分上中下也酒炒上行主上部積血非此不能除肺苦氣上逆急食苦以泄之正謂此也又治下痢膿血稠粘腹痛後重身熱久不可者與芍藥甘草同用易老又云肌熱及去痰用黄芩上焦濕熱亦用黄芩瀉肺火故也瘡痛不可忍者用苦寒藥如黄芩黄連詳上下分梢根及引經藥用之

東垣云黄芩除陽有餘凉心去熱通寒格又云治發熱口苦

海藏云東垣言黄芩味苦而薄中枯而飄故能泄肺火而解肌熱入手太陰經之劑也細實而中不空也治下部妙陶隱

居云色深堅實者好圓者名子芩又治奔豚臍下熱痛飄與堅有高下之分與枳實枳殼同例黃芩其子主腸澼膿血其根得厚朴黃連主腹痛得五味子牡蒙牡蠣令人有子得黃芪白斂赤小豆以療鼠瘻張仲景治傷寒心下痞滿瀉心湯四方皆用黃芩以其主諸熱利小腸故也又太陽病下之利不止有葛根黃芩黃連湯而主妊娠安胎散內多用黃芩醫亦常用千金方巴郡太守奏加減三黃丸治男子五勞七傷消渴不生肌肉婦人帶下手足寒熱者久服之行及奔馬甚驗

丹溪云黃芩安胎者乃上中二焦藥降火行下也縮砂安胎者治痛行氣也若血虛而胎不安者阿膠主之治痰熱者假此以降其火也

敗醬

海藏云仲景治腹癰腸有膿用薏苡仁附子敗醬湯薏苡仁十分附子二分敗醬五分三物爲末取方寸匕以水二升煎取一升頓服之小便當下愈時習云入手厥陰足少陰經

藁本

潔古云此太陽經風藥治寒氣鬱結於本經治頭疼腦痛大寒犯腦令人腦痛齒亦痛主治秘訣云味苦性微溫氣厚味薄而升陽也太陽頭痛必用之藥足太陽本經藥也頂巔痛非此不能除

東垣云通行手足太陽經氣力雄壯治風通用又云治頭面及徧身皮膚風濕

海藏云此與木香同治霧露之氣與白芷同作面脂藥仲景云清明以前立秋以後凡中霧露之氣皆爲傷寒又云清邪

中於上焦皆霧露之氣神术白术湯內加木香藁本擇其可而用之此既治風又治濕亦各從其類也

玄胡索

海藏云一名玄胡索避宋諱也治心氣痛小腹痛如神入足厥陰經

石香葇

丹溪云香薷屬金與水而有徹上徹下之功治水甚捷肺得之則清化行而熱自下又云大葉香薷去暑利小水濃煎汁成膏丸而服之可治水脹

艾葉

潔古云艾葉苦陰中之陽溫胃

丹溪云艾屬火而有水生寒熟溫生擣汁服可止血本草止

言其温不言其熱其性入火炙則氣下行入藥用則[illegible]

世人喜温令婦人欲子者率多服之及其毒發何嘗[illegible]

艾惜哉予考圖經而默有感於其中也故云

牛蒡子 一名惡實

潔古云主風腫毒利咽膈吞一粒可出癰疽頭主治秘訣云

辛温潤肺散氣搗碎用之

東垣云惡實味辛平甘温主明目補中除風及皮膚風通十

二經

水萍

丹溪云浮萍發汗尤甚麻黃

地榆

潔古云性寒味苦氣味俱薄體沉而降陰中陽也專治下焦血

東垣云治下焦血腸風下血及瀉血下血須用之又云地榆味苦甘酸陽中微陰主婦人乳疾七傷帶下治下部膿血

白薇

海藏云白薇根狀似牛膝白前而短小療卒驚邪風狂痓病局方中多用治婦人以本經療傷中淋露故也

海藻

成聊攝云鹹味湧泄海藻鹹以泄水氣

潔古云海藻苦鹹寒陰也治癭瘤馬刀諸瘡堅而不潰者內經云鹹能軟堅營氣不從外爲浮腫隨各引經之藥治之無腫不消亦泄水氣

漢防已

潔古云氣寒味苦療腰已下至足濕熱腫盛脚氣補膀胱去

留熱通行十二經主治秘訣云辛苦陰也泄濕氣去皮淨用又云去下焦濕腫與痛并膀胱火邪必用漢防已龍膽黄蘗知母也

東垣云漢防已大苦寒純陰能泄血中之濕熱通血中之滯塞補陰瀉陽助秋冬瀉春夏之藥也比之於人則險而健者也險健之人幸災樂禍遇風塵之警則借為亂階然而見善亦喜逢惡亦怒如善用之則可以敵凶暴之人突險固之地此瞑眩之藥聖人所以存而不廢爾今夫防已聞其臭則可惡下咽則令人身心為之煩亂飲食為之減少至于十二經有濕熱壅塞不通及治下疰脚氣除膀胱積熱而庇其基本非此藥不可眞行經之仙藥無可代之者復有不可用者數端若過飲食勞倦陰虛生內熱元氣穀氣巳虧之病而以防

已泄大便則重亡其血此不可用一也如人大渴引飲是熱在上焦肺經氣分宜滲泄之其防已乃下焦血藥此不可用二也如外傷風寒邪傳肺經氣分濕熱而小便黃赤乃至不通此上焦氣病禁用血藥此不可用二也若人久病津液不行上焦虛渴宜補以人參葛根之甘溫若用苦寒之劑則速危此不可用四也不止如此但上焦濕熱者皆不可用若下焦有濕熱流入十二經以致二陰不通然後可審而用之也

又云太陽本經藥也

天麻

潔古云治風痰眩運頭痛

高良薑

潔古云氣熱味辛純陽健脾胃

東垣云良薑味辛大温純陽主胃中冷逆霍亂腹痛健脾胃

茴香

潔古云茴香破一切臭氣調中止嘔下食

東垣云補命門不足之藥

海藏云茴香本是治膀胱藥以其先丙故云小腸也能潤丙燥以其先戊故從丙至壬入手足少陰二藥相合以開上下經之通道所以丙與壬交也手足太陽藥

紅藍花

潔古云破留血神驗入心養血謂其苦温爲陰中之陽故入心

東垣云紅花和血與當歸同用

丹溪云破留血養心血多用則破血少用則養血

牡丹皮

潔古云治腸胃積血及衄血吐血必用之藥是犀角地黄湯中一味也主治秘訣云辛苦陰中陽也凉骨熱

東垣云牡丹皮辛味苦寒陰中之陽主除癥堅瘀血留舍腸胃婦人冷熱血氣排膿通經凉骨蒸又云去腸胃中留血滯血於諸經皆能和血生血凉血

海藏云易老言治神志不足神不足者手少陰也志不足者足少陰也故仲景八味丸用之牝牡乃天地之稱牡爲羣花之首葉爲陽發生花爲陰成實丹爲赤即火故能瀉陰中之火牡丹皮上手厥陰足少陰無汗之骨蒸地骨皮主足少陰手少陽有汗之骨蒸又云牡丹皮治胞中之火

京三稜

潔古云氣平味苦陰中陽也破積氣損真氣虚人勿用火炮

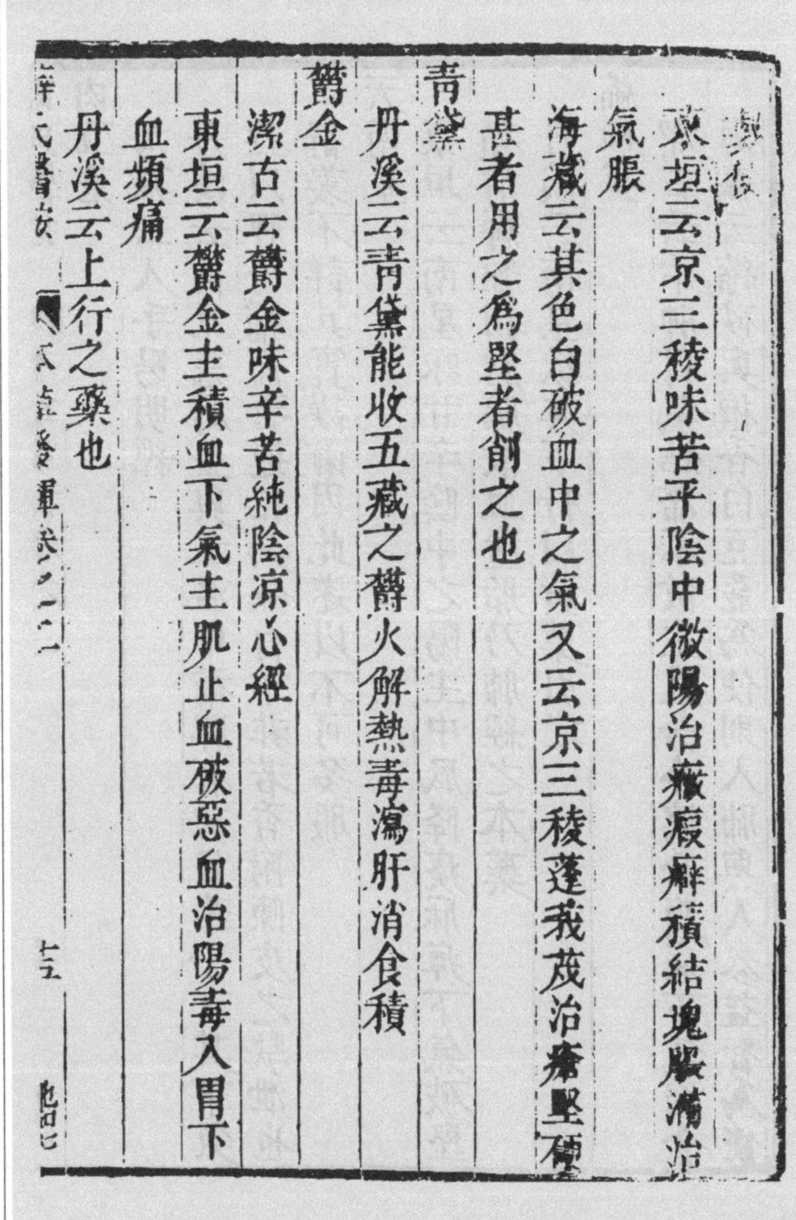

東垣云京三稜味苦平陰中微陽治癥瘕癖積結塊[illegible]滿治

氣脹

海藏云其色白破血中之氣又云京三稜蓬莪茂治瘡堅積

甚者用之爲堅者削之也

青黛

丹溪云青黛能收五藏之鬱火解熱毒瀉肝消食積

鬱金

潔古云鬱金味辛苦純陰凉心經

東垣云鬱金主積血下氣生肌止血破惡血治陽毒入胃下

血頻痛

丹溪云上行之藥也

薛氏醫按　本草發揮卷之一　十三

肉豆蔻

海藏云入手陽明經

丹溪云肉豆蔻屬金與土溫中補脾有功日華子言其下氣蓋以脾得補而善運化其氣自下非若香附陳皮之駃泄也衍義不詳其實謾爾因此遂以不可多服

天南星

東垣云南星味甘辛陰中之陽主中風降痰麻痺下氣破堅積消癰腫利胸膈散血墮胎乃肺經之本藥

丹溪云南星欲其下行以黃蘗引之

縮砂蜜

潔古云治脾胃氣結滯不散主虛勞冷瀉心腹痛下氣消食

海藏云縮砂與檀香白豆蔻爲使則入肺與人參益智爲使

則入脾與黄蘗茯苓爲使則入腎與赤白石脂爲使則入
小腸入手足太陰手足陽明經
丹溪云縮砂安胎止痛行氣故也

蓬莪茂

海藏云蓬莪茂其色黑破氣中之血入氣藥中發諸香雖爲
泄劑亦能益氣故孫用和治氣短不能續所以大小七香丸
集香丸散及湯中多用此也

香附子

潔古云味甘苦微寒氣厚於味陽中陰也快氣
東垣云香附子味甘微寒除胸中熱充皮毛治一切氣并霍
亂吐瀉腹痛腎氣膀胱冷消食下氣
海藏云後世人用治崩漏本草不言治崩漏圖經云膀胱間

遶脇下時有氣妨皮膚瘙痒癮疹飲食不多日漸瘦損常有憂愁心悰少氣以是知益氣血之藥也方中用治崩漏是益氣而止血也又能逐去凝血是推陳也與巴豆能治泄瀉不止又能治大便不通同意

丹溪云香附子必用童便浸凡血藥必用之以引至氣分而生血此陽生陰長之義也

紅豆蔻

海藏云是高良薑子也畏良薑用紅豆復用良薑如用官桂復用桂花同意

白豆蔻

潔古云蕩散肺中滯氣寬膈進飲食主治秘訣云性熱味辛氣味俱薄輕清而升陽也其用有五肺經本藥一也散胸中

滯氣二也感寒腹痛三也温煖脾胃四也赤眼暴發白睛者用之少許五也

東垣云白豆蔻味辛大温純陽主積冷氣止嘔逆翻胃消穀下氣去太陽經目內大眥紅筋

海藏云入手太陰經別有清高之氣上焦元氣不足以此補之

黑附子

成聊攝云附子之辛温固陽氣而補胃又云濕在經者逐以附子之辛熱又曰辛以散之附子之辛以散寒

潔古云黑附子其性走而不守亦能除胸中寒甚以白术為佐謂之术附湯除寒濕之聖藥也治濕藥中宜少加之通行諸經引用藥也及治經閉主治秘訣云性大熱味辛甘氣厚味薄輕重得宜可升可降陽也其用有三去藏府沉寒一也

補助陽氣不足一也溫煖脾胃三也然不可多用慢火炮製去皮臍用又云附子熱氣之厚者乃陽中之陽故經云發熱又云非附子不能補下焦之陽虛

東垣云黑附子味辛甘溫大熱純陽治脾中大寒主風寒欬逆溫中又云散藏府沉寒其氣亦陽補諸不足不宜多用經曰壯火食氣故也用之則須以甘草緩之辛熱以溫少陰經以溫陽氣散寒發陰必以辛熱濕淫所勝腹中痛用之補虛勝寒蚘動胃虛則氣壅滿甘令人中滿去朮加此補陽散壅

海藏云附子入手少陽足少陰三焦命門之劑其浮中有沉無所不至味辛大熱爲陽中之陽故行而不止非若乾薑止而不行也非身表凉四肢厥者不可僭用如用之者以其治四逆也

丹溪云衍義論附子有五等同爲一物以其形象命名而爲用至哉言矣然猶有未明也仲景八味丸以附子爲少陰之鄉導其補用是地黃爲主後世因以附子爲補藥誤矣附子之性走而不守但取其健悍走下之性以行地黃之滯可致遠爾烏頭天雄皆氣壯形偉可爲下部藥之佐惜無表其害人之禍者相習用之爲治風之藥殺人多矣如治風治寒有必須用附子烏頭者當以童便煮而浸之以殺其毒且可以助行下之力入鹽尤捷也

烏頭

潔古云治風痺血痺寒痺半身不遂行經藥也上治秘訣云性熱味辛甘氣厚味薄浮而升陽也其用有六除寒疾一也去心下痞堅二也温養藏府三也治諸風四也破積聚滯氣

五也感寒腹痛六也

東垣云烏頭味辛甘溫大熱純陽主中風除寒濕痺行經散風邪不宜多用

海藏云烏附子類皆水浸炮裂去皮臍用之然多外黃裏白劣性尚存些少莫若乘熱切作片子再炒令表裏皆黃色劣性盡去爲良也今人罕知如此製之

天雄

潔古云非天雄不能補上焦之陽虛

白附子

東垣云味辛甘微溫純陽主血痺行藥勢治中風失音

半夏

成聊攝云辛者散也半夏之辛以散逆氣以除煩嘔辛入肺

而散氣辛以散結氣辛以發音聲
潔古云半夏治寒痰及形寒飲冷傷肺而欬大和胃氣除胃寒進飲食治太陰痰厥頭痛非此不能除主治秘訣云性凉味辛苦氣味俱薄沉而降陰中陽也其用有四燥脾胃濕一也化痰二也益脾胃之氣三也消腫散結四也渴則忌之又云去痰用半夏熱痰加黃芩風痰加南星胸中寒痰痞塞用陳皮白术然多用則瀉脾胃
東垣云半夏主中風除痰生温熟寒健脾胃止嘔吐去胸中痰滿又云渴者禁半夏
丹溪云半夏屬金與土仲景用於小柴胡取其補陽明也豈非有燥脾土之功歟

大黃

成聊攝云大黃謂之將軍以苦蕩滌又云宜下必以苦大黃之苦寒以下瘀熱又云腸燥胃強以苦泄之大黃枳實之苦下燥結而泄胃強也

潔古云大黃之性走而不守瀉諸實熱大腸不通蕩滌腸胃間熱專治不大便主治秘訣云性寒味苦氣味俱厚沉而降陰也其用有四去濕熱一也除下焦濕二也推陳致新三也消宿食四也用之酒浸煨熟寒因熱用也又云味苦純陰熱淫所勝以苦泄之酒浸入太陽經酒洗入陽明經餘經不用酒又云腹中實熱者用大黃芒硝又云大黃苦味之厚者乃陰中之陰故經云泄下

海藏云味苦寒陰中之陰也下泄推陳致新去陳垢而安五藏謂如戡定禍亂以致太平無異所以有將軍之名入手足

陽明經以酒引之上至高巔以舟楫載之可浮胸中本苦泄之性峻至於下以酒將之可至至高之分若物在高巔人迹不及之處必射以取之也故太陽陽明正陽陽明承氣湯俱用酒浸惟少陽陽明爲下經故小承氣湯不用酒浸也襟證方有生用者有用麵裹蒸熟者其製不一衍義云仲景治心氣不足吐血衄血瀉心湯用大黄黄芩黄連或曰心氣不足矣而不用補心湯更用瀉心湯何也答曰心氣獨不足則不當吐衄也此乃邪熱因不足以客之故吐衄以苦泄其熱就以苦補其心蓋兩全之有此證者用之無不効量虚實而用之丹溪云大黄屬水與火苦寒而善泄仲景用之以治心氣不足而衄血者名曰瀉心湯正是因少陰經之陰氣不足本經之陽氣亢甚無所輔若以致陰血妄行而飛越故用大黄泄

去亢甚之火使之和平則血歸經而自安矣夫心之陰氣不足非一日矣肺與肝俱各受火而病作故以黃芩救肺黃連救肝益肺者陰之主肝者心之母血之舍也肺肝之火既退陰血自復其舊矣衍義不與明說而曰熱因不足而客之何以明仲景之意開後人之盲瞶乎

葶藶

成聊攝云葶藶杏仁之苦甘所以泄滿

東垣云葶藶苦寒熬與辛酸同用以導腫氣

海藏云葶藶仲景用苦者餘方或有用甜者或有不言甜苦者大抵苦則下泄甜則少緩量病虛實用之不可不審本草雖云甜苦主治同然甜苦之味安得不異仲景葶藶大棗瀉肺湯用之

丹溪云葶藶屬火與水性急善逐水病人稍虛者宜遠之[illegible]殺人甚速何待久服而後致虛也

桔梗

成聊攝云辛散而苦泄桔梗貝母之苦辛用以下氣又云桔梗辛溫以散寒

潔古云桔梗治咽喉痛利胸中氣主治秘訣云味辛苦微溫味厚氣薄陽中陰也肺經之引藥辛苦微溫乃散寒嘔若與中痛非此不能除陽中之陽謂之舟楫諸藥中有此一味不能下沉治鼻塞去蘆米泔浸一宿焙乾用

東垣云桔梗性涼味甘苦味厚氣薄浮而升陽也其用有五利胸膈咽喉氣壅及痛一也破滯氣及積塊二也肺部風熱三也清利頭目四也利竅五也

海藏云入手太陰足少陽經易老言桔梗與國老竝行同爲舟楫之劑如用將軍苦泄峻下之藥欲引至胸中至高之分成功非此辛甘不居譬如鐵石入江非舟楫不載故用辛甘之劑以升之也衍義云治肺熱氣奔促欬逆肺癰排膿

丹溪云桔梗能開提氣血氣藥中宜兼用之

旋復花

成聊攝云鞕則氣堅鹹味可以耎之旋復之鹹以耎痞鞕

海藏云發汗吐下後心下痞堅噫氣不除者宜此仲景治傷寒汗下後心下痞堅噫氣不除旋復代赭湯胡洽治痰飲兩脇脹滿旋復花丸用之尤妙

射干　射音夜

潔古云射干苦陽中陰也去胃中癰瘡

東垣云射干味苦平陽中之陰主欬逆上氣喉痺咽痛消痰毒通女人月經消瘀血

海藏云仲景治咽中動氣或閉塞烏扇湯中用之時習云仲景射干湯用之烏扇是射干苗也

丹溪云射干屬金而有木與水火行厥陰太陰之積痰使結核自消甚捷又曰治便毒此乃足厥陰濕氣因疲勞而發取射干三寸與生薑同煎食前服利三兩行効又治喉痛切一片噙之効紫花者是紅花者非

恒山

丹溪云恒山屬金而有火與水性暴悍善驅逐能傷真氣功不掩過者也病者稍近虛怯勿用也雷公有云老人與久病人切忌之

蜀漆

潔古云蜀漆味辛純陽破血

東垣云蜀漆破腹中癥瘕堅結痞氣積聚邪氣主瘴鬼久瘧不瘥又云獨漆洗去腥與苦酒同用以導膽

海藏云火邪錯逆加蜀漆之辛以散之

甘遂

潔古云味甘寒有毒水結胸中非此不能除之

東垣云甘遂味苦寒純陽主大腹腫滿能瀉十二種水氣腫滿

海藏云甘遂可以道水以其氣直達透所結處

白芨與白斂同

潔古云白芨苦甘陽中陰也止肺血澀與白斂同

東垣云白芨味苦辛甘陽中陰也主癰腫惡瘡敗疽發[illegible]

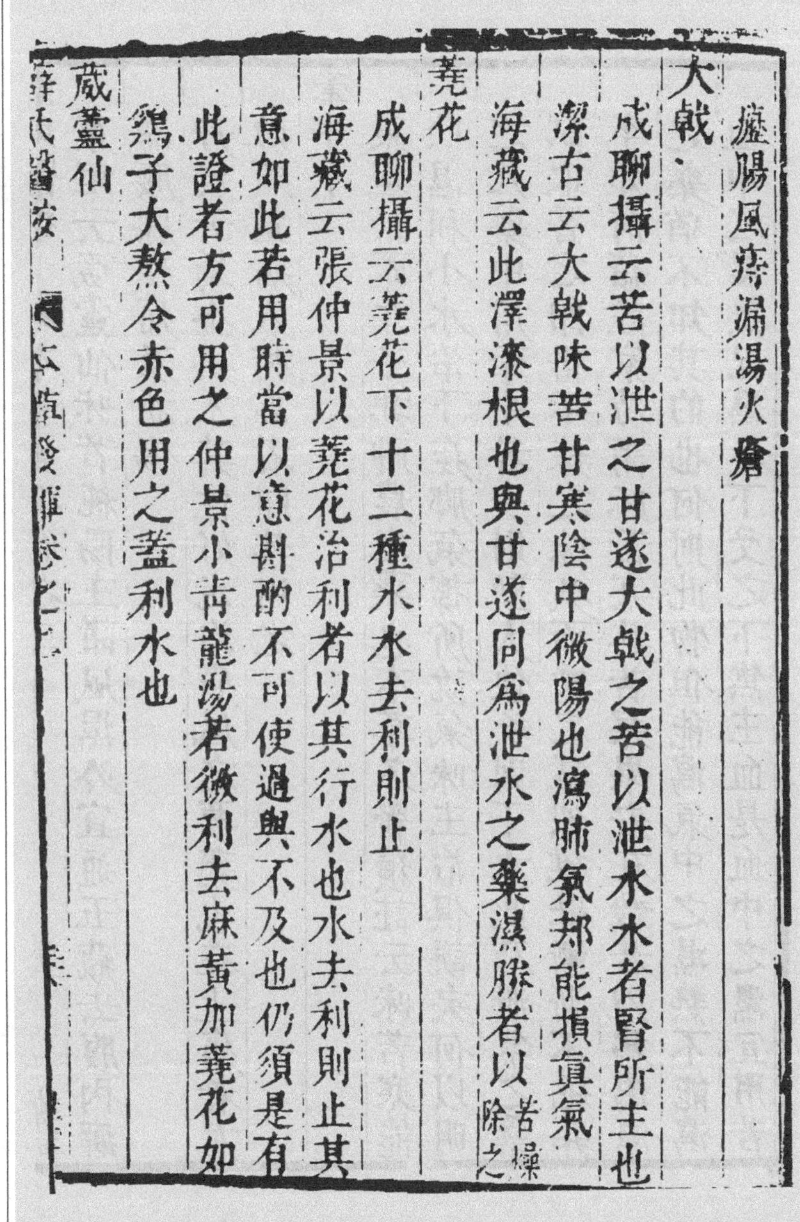

癧陽風痔漏湯火瘡

大戟

成聊攝云苦以泄之甘遂大戟之苦以泄水水者腎所主也

潔古云大戟味苦甘寒陰中微陽也瀉肺氣却能損眞氣

海藏云此澤漆根也與甘遂同爲泄水之藥濕勝者以苦燥除之

蕘花

成聊攝云蕘花下十二種水水去利則止

海藏云張仲景以蕘花治利者以其行水也水去利則止其意如此若用時當以意斟酌不可使過與不及也仍須是有此證者方可用之仲景小青龍湯若微利去麻黃加蕘花如鷄子大熬令赤色用之蓋利水也

葳靈仙

東垣云葳靈仙味苦純陽主諸風濕冷宣通五藏去腹內癖滯腰膝冷痛及折傷

丹溪云屬金與木其性好走治痛風之要藥也在上痛者尤効須量病人稍虛者即禁用之

牽牛子

東垣云牽牛子非神農之藥也本草名醫續註云味苦寒能除濕利小水治下疰脚氣據所說氣味主治俱誤矣何以明之凡藥中用牽牛者少則動大便多則下水此乃泄氣之藥試取嘗之即得辛辣之味久而嚼之猛烈雄壯漸漸不絶非辛如何續註家乃謂味苦寒其苦寒果安在哉若以爲瀉濕之藥猶不知其的也何則此物但能瀉氣中之濕熱不能瀉血中之濕熱况濕從下受之下焦主血是血中之濕宜用苦

寒之味今反以辛藥瀉之其傷人必矣夫濕者水之別稱有形者也若肺先受濕則宜用之今用藥者不問有濕無濕但傷食或欲動大便或有熱服或作常服尅化之藥俱用牽牛豈不誤哉殊不知牽牛辛烈瀉人元氣比之諸辛藥瀉氣尤甚以其辛之雄烈故也經云辛瀉氣辛走氣辛瀉肺氣病者無多食辛此一味瀉人元氣至甚神速況飲食失節勞役所傷是胃氣不行心火乘之腸胃受火邪名曰熱中脉經云脾胃主血所生病當血中瀉火潤燥補血破惡血瀉胃之濕熱及胸中熱是肺受火邪當以黄芩之苦寒瀉火以當歸之辛溫和血以生地黄之苦寒凉血補血少加紅花之辛溫以瀉血絡以桃仁之辛甘油膩之藥以破惡血兼除燥潤大便然猶不可專用須於正藥補中益氣湯黄芪人參甘草諸甘溫

甘寒補元氣瀉陰火之藥內兼而用之何則上焦元氣已自虛弱若反用牽牛大辛辣氣味俱陽之藥以瀉水瀉元氣可乎津液已不足口燥舌乾而重瀉其津液利其小便重瀉已虛之元氣復竭其津液致陰火愈甚可乎故重則必死輕則夭人壽誠可惻也今重為備言之牽牛感南方熱火之化所生者也血熱而瀉氣差誤甚矣若病濕勝濕氣不得施化致大小便不通則宜用之耳濕去則氣得周流所謂五藏有邪更相平也經云一臟不平以所勝平之火能平金而瀉肺氣者即此也近世錢氏瀉黃散中獨用防風比之餘藥過於兩倍者以防風辛溫令於上中以瀉金來助濕者也經云從前來者為實邪謂子能令母實實則瀉其子此之謂以所勝平之之者也古人有云牽牛不可耽嗜耽嗜則脫人元氣經云秋

不食薑令人瀉氣故夏月食薑不禁爲熱氣正旺之時夏宜以汗散火令其汗出以越其熱故秋月則禁之朱晦菴語類中有戒秋食薑則夭人天年經止言辛瀉氣而晦菴戒之深者也薑尚如此况牽牛乎今所以言此者明味辛之物皆有宜禁之時亦猶牽牛不可一槩用之也張仲景治七種濕證小便不利無一藥中有犯牽牛者仲景豈不知牽牛能泄濕利小便也爲濕病之根在下焦是血分中氣病不可用辛辣氣藥瀉上焦太陰之氣故七種濕證藥無一用之者仲景尚不敢輕用牽牛如此世醫乃一槩用之何也又云白牽牛瀉氣分濕熱上攻喘滿

海藏云以氣藥引之則入氣以大黃引之則入血張文懿公云不可耽嗜脫人元氣吾初亦疑之藥有何耽嗜後每見人

因酒食病痞者多服食藥以導其氣及用神芎犯牽牛等丸初服則快藥過其痞依然依前再服隨藥而效藥過服病由是愈信其效以此久服脫人元氣而猶不知悔悟也治法惟當益脾健胃使人元氣生而自然腐熟水穀此法無以加矣

丹溪云牽牛屬火性善走有黑白兩種黑者屬水白者屬金若非病形與脈證俱實者勿用也不脹滿不大小便俱秘者勿用也如稍涉疑似慎用其驅逐以致虛先哲之所深戒也

萆蔴子

丹溪云萆蔴子屬陰而能吸出有形質之滯物故取胎產胞衣剩骨膿血者用之其葉主腳上腫瘡

苧根

丹溪云苧根屬水而有土與金大能補陰而行滯血方藥中

鮮用故表而出之安胎尤効

羊蹄根

丹溪云羊蹄根屬水走血分葉以苦莧甘而不苦

馬鞭草

丹溪云馬鞭草治金瘡行血活血

白頭翁

東垣云白頭翁味苦性寒主下焦腎虛純苦以堅之

海藏云仲景治熱利下重者白頭翁湯主之内經云腎欲堅急食苦以堅之利則下焦虛是以純苦之劑堅之

蘆根

海藏云金匱玉函方治五膈氣滯煩悶吐逆不下食蘆根五兩剉水三大觥煑取二觥去滓温服無時

馬兜零

潔古云苦寒陰中陽也主肺熱淸肺氣補肺

東垣云馬兜零味苦寒陰中之陽主肺熱咳嗽痰結喘促

連翹

潔古云連翹性凉微苦氣味俱薄輕清而浮升陽也其用有三瀉心經客熱一也去上焦諸熱二也瘡瘍須用三也

東垣云連翹十二經瘡藥中不可無乃結者散之之義能散諸經血結氣聚此瘡瘍之神藥也又云諸經客熱非此不能除

海藏云入手足少陽經治瘡瘍瘤氣癭起結核有神與柴胡同功但分氣血之異爾與鼠粘子同用治瘡瘍别有神効

連軺

海藏云苦寒除熱本經不見所載但仲景方內註云連軺即

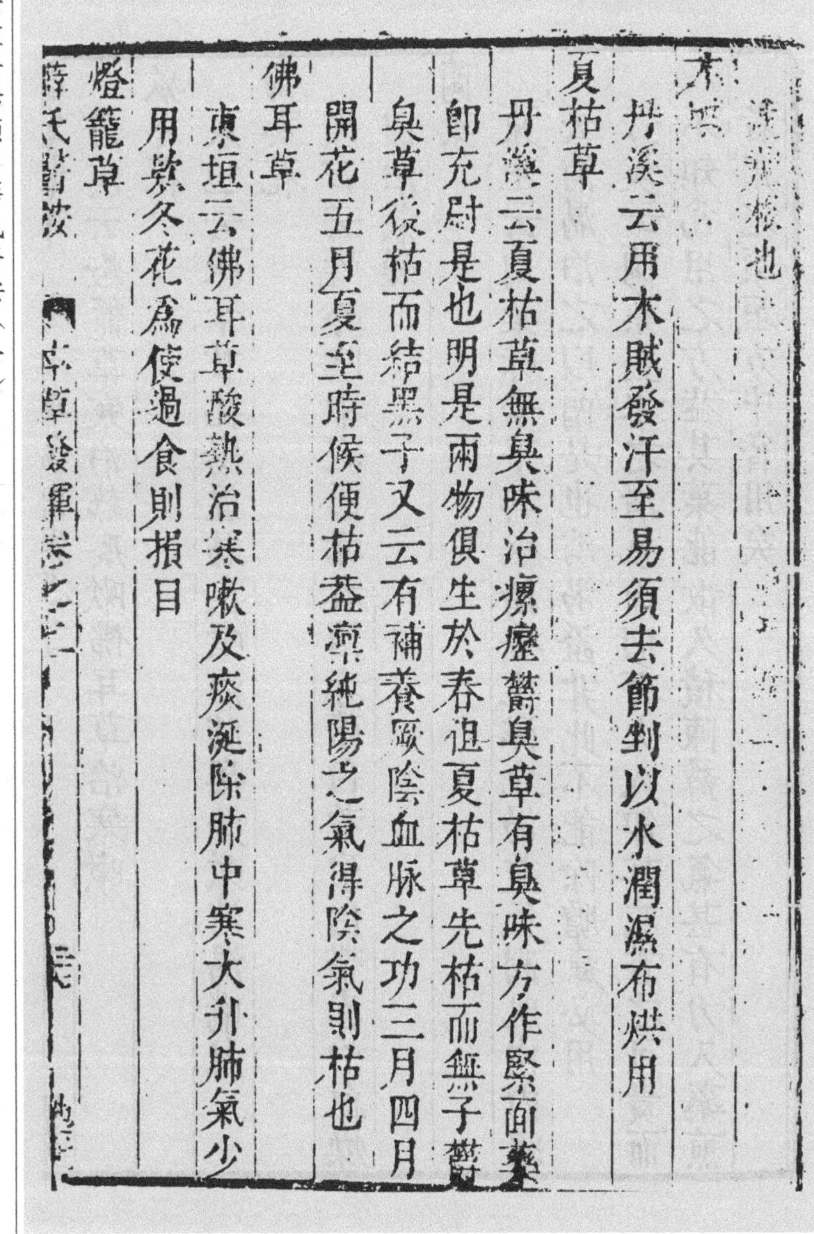

達肝經也

木賊

丹溪云用木賊發汗至易須去節剉以水潤濕布烘用

夏枯草

丹溪云夏枯草無臭味治瘰癧鬱臭草有臭味方作緊面藥卽充尉是也明是兩物俱生於春但夏枯草先枯而無子蔚臭草後枯而結黑子又云有補養厥陰血脉之功三月四月開花五月夏至時候便枯蓋稟純陽之氣得陰氣則枯也

佛耳草

東垣云佛耳草酸熱治寒嗽及痰涎除肺中寒大升肺氣少用款冬花爲使過食則損目

燈籠草

丹溪云燈籠草寒治熱痰嗽佛耳草治寒嗽

欵冬花

東垣云味辛甘純陽温肺止嗽治肺痿勞嗽消渴喘息

蜀葵花

潔古云性冷陰中之陽赤者治赤帶白者治白帶赤治血燥白治氣燥

蘭葉

東垣云蘭葉味辛平其氣清香生津止渴益氣潤肌肉内經云消渴治之以蘭是也潔渴證非此不能除膽癉必用

丹溪云蘭稟金水之清氣而似有火人知其花香之可貴而不知爲用之方葢其葉能散久積陳鬱之氣甚有力入藥煎者用之東垣方中嘗用矣

蒲公草

丹溪云蒲公英屬土開黃花似菊花而小折斷有白汁莖中空虛化熱毒消惡腫結核有奇功在處田間路側有之三月開黃花似菊味甘解食毒散滯氣可入陽明太陰經洗淨細剉同忍冬藤煎濃湯入少酒佐之以治乳癰服罷隨手欲睡是其功也睡覺病已安矣

東垣云微苦寒足少陰腎經君藥治本經須用

漏蘆　東垣云足陽明本經藥

白歛

東垣云味苦甘主癰腫瘡疽塗一切腫毒傳丁瘡火灼瘡治發背

薑黃

東垣云味辛大寒無毒治癥瘕血塊癰腫通月經消腫毒

葫蘆巴　東垣云味苦純陽治元藏虛寒腎經虛冷膀胱疝氣

茜根　潔古云味苦寒陰中之陽去諸死血

瞿麥　東垣云味苦辛寒陽中之陰利小便爲君去枝用蕙

萎蕤　東垣云甘平潤肺除熱

商陸根　東垣云酸辛酸與苦同用以導腫氣

御米殼（即罌粟殼）　潔古云味酸澁主收固氣

昆布　東垣云味大鹹治瘡之堅硬者鹹能軟堅也

二卷終